RECHERCHES

SUR

L'INVOLUTION UTÉRINE

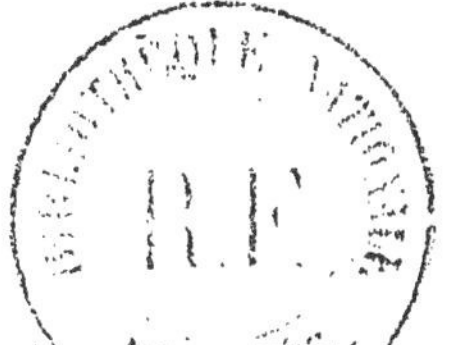

PAR

Le Docteur MARTIN CAMACHO

DE LA FACULTÉ DE PARIS
ANCIEN EXTERNE DES HÔPITAUX DE PARIS
MÉDAILLE DE BRONZE DE L'ASSISTANCE PUBLIQUE
MÉDECIN COLONIAL DE L'INSTITUT DE MÉDECINE COLONIALE DE PARIS

PARIS
G. STEINHEIL, ÉDITEUR
2, RUE CASIMIR-DELAVIGNE, 2

1906

RECHERCHES

SUR

L'INVOLUTION UTÉRINE

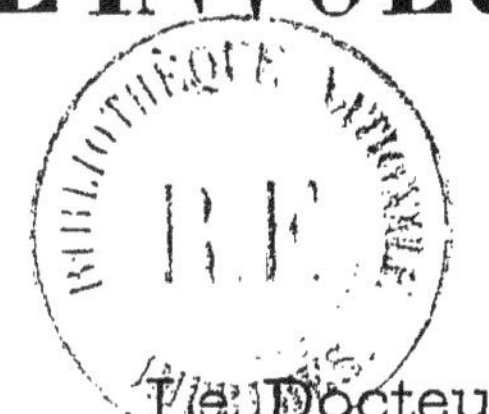

PAR

Le Docteur MARTIN CAMACHO

DE LA FACULTÉ DE PARIS
ANCIEN EXTERNE DES HÔPITAUX DE PARIS
MÉDAILLE DE BRONZE DE L'ASSISTANCE PUBLIQUE
MÉDECIN COLONIAL DE L'INSTITUT DE MÉDECINE COLONIALE DE PARIS

PARIS
G. STEINHEIL, ÉDITEUR
2, RUE CASIMIR-DELAVIGNE, 2

1906

A MON PÈRE ET A MA MÈRE

MES MAITRES DANS LES HOPITAUX

Stage de 1900 *à* 1901.

M. le Docteur RENDU, médecin des hôpitaux, professeur agrégé.

Stage de 1901 *à* 1902.

M. le Professeur RECLUS.

Externat 1902 *à* 1903.

M. le Professeur BOUCHARD.
M. le Docteur LE NOIR, médecin des hôpitaux.
M. le Docteur CLAUDE, médecin des hôpitaux, professeur agrégé.
M. le Docteur BERGÉ, médecin des hôpitaux.

Externat 1903 *à* 1904.

M. le Docteur MICHAUX, chirurgien des hôpitaux.
M. le Professeur POIRIER.

Externat 1904 *à* 1905.

M. le Docteur GILBERT-BALLET, médecin des hôpitaux professeur agrégé.

Externat 1905 *à* 1906.

M. le Docteur MAYGRIER, accoucheur des hôpitaux, professeur agrégé.
M. le Docteur TISSIER, accoucheur des hôpitaux.

MES MAITRES A L'INSTITUT DE MÉDECINE COLONIALE

M. le Professeur BLANCHARD.

M. le Professeur CHANTEMESSE.

M. le Professeur GAUCHER.

M. le Professeur DE LAPERSONNE.

M. le Professeur ROGER.

M. le Docteur WURTZ, médecin des hôpitaux, professeur agrégé.

M. le Docteur JEANSELME, médecin des hôpitaux, professeur agrégé.

M. le Docteur MORESTIN, médecin des hôpitaux, professeur agrégé.

INTRODUCTION

Dès le début de nos études médicales, nous avons été plus particulièrement attiré par la tocologie, et nous nous fîmes la promesse de terminer nos études par une connaissance aussi étendue que possible des accouchements ; nous avons tenu l'engagement pris avec nous-même en restant une année attaché à la maternité de la Charité, avec notre maître M. Maygrier. En suivant de près les phénomènes des suites de couches, nous fûmes frappé de l'importance considérable de la marche de l'involution de la matrice, qui est, comme on l'a déjà dit, le « véritable thermomètre de l'accoucheur ». C'est, en effet, par la constatation journalière de la hauteur utérine que l'on se rend un compte exact de la marche normale des transformations structurales dont l'utérus est le siège. C'est dans le retard, dans l'arrêt, en un mot par une véritable *dysinvolution* que l'on est prévenu que des phénomènes infectieux imminents vont venir entraver la marche régulière, sans incidents ni accidents du puerpérium ; nous avons pu apprécier la justesse de la phrase du professeur Depaul : « Un des points les plus intéressants à étudier parmi les divers phénomènes qui constituent les suites de couches est celui qui se rattache aux modifications successives de l'utérus (1). »

Ce fut donc avec grand plaisir et empressement que nous avons accepté le sujet de notre thèse qui nous fut proposé par M. Maygrier. A priori, et avant de l'avoir étudié sous ses divers aspects, le sujet nous sembla beaucoup moins vaste qu'il ne l'est en réalité, nous avons été un moment découragé en voyant que des problèmes compliqués et intéressants soulèvent cette étude, et nous avons cru que jamais nous ne pourrions nous orienter au milieu de questions aussi complexes ; cependant peu à peu, et par la connaissance plus approfondie de la question, nous avons fini par nous tracer un sentier et nous fixer une mire.

Nous avons gardé le titre de *Recherches sur l'involution utérine*, qui est celui que nous déposâmes, mais nous allons indiquer ce que l'on doit grouper sous ce titre et ce que l'on doit en écarter.

Il est de connaissance banale que dans l'involution utérine il y a deux grandes variétés de phénomènes à considérer :

1° Les phénomènes intimes qui ont pour siège les différents tissus qui forment la trame de l'utérus, les phénomènes histologiques, en un mot, qui doivent être étudiés à l'aide du microscope et qui consistent, selon l'opinion la plus répandue, dans la dégénérescence graisseuse des fibres musculaires formées par hypergenèse.

2° D'autres non moins importants, d'ordre purement physique, qui consistent dans des changements de forme, de situation, de consistance et surtout de dimensions que

(1) Depaul, *Leçons cliniques*, p. 759.

subit la matrice, tous d'ordre macroscopique et qui ne sont en somme que l'extérioration de ceux qui ont lieu dans l'intimité du tissu utérin.

Nos recherches ne s'adressent pas aux premiers de ces phénomènes, non seulement parce que l'accord paraît s'être fait à l'heure actuelle après des travaux nombreux et déjà anciens de Robin, West, mais aussi parce qu'aujourd'hui que la léthalité pendant le puerpérium est presque nulle, ou tout au moins n'atteint qu'un chiffre vraiment minime, il est impossible de pouvoir entreprendre un travail dans lequel on ne puisse avoir des chances de le mener à bien.

Il est certain qu'à l'heure présente celui qui dispose d'utérus en voie de régression les tient d'une hécatombe par infection puerpérale, ce qui ne servirait pas à l'étude de l'histologie normale ; ou bien les spécimens que l'on peut avoir par exérèse chirurgicale ou par la mort due à des maladies générales, seraient insuffisants pour arriver à tirer des conclusions qui puissent avoir une valeur scientifique. Nous nous sommes donc limité à l'étude des phénomènes physiques. Parmi ces derniers, celui qui offre le plus d'intérêt, c'est le changement de volume ; quant à la forme, à la consistance, à la situation, tout le monde est d'accord, et ces points présentent moins de déductions cliniques.

L'étude du poids et de la capacité, malgré qu'elle appartienne aussi à ce groupe, est difficile pour les raisons dont nous venons de parler, on ne peut en quelques mois réunir un nombre suffisant de cas.

Maintenant que nous avons fixé ce que nous allons étudier, nous devons dire quel est le plan d'après lequel nous avons construit notre travail. Nous le divisons en deux parties : la première partie comprend quatre chapitres :

Dans la *Définition* ou premier chapitre, nous rappelons ce que l'on entend par involution utérine et ses synonymies, et ce que l'on doit entendre par Sub-involution et par Super-involution.

Le deuxième chapitre est consacré à l'*Historique* de la question ; nous avons voulu non seulement rappeler les travaux relativement récents sur l'involution, puisque le premier date à peine de 1858, mais nous avons voulu consulter les traités anciens des accoucheurs illustres.

En fouillant ces livres, que l'on consulte toujours avec profit, nous avons essayé d'exposer les idées que les auteurs avaient sur ce point un peu spécial des suites de couches.

Nous sommes même remonté aux temps hippocratiques, plusieurs centaines d'années avant l'ère chrétienne ; de même, nous avons consulté les grands médecins romains à plusieurs époques, sous les règnes de Tibère, Néron et Trajan ; les médecins grecs et arabes.

Peu à peu nous avons suivi les siècles pour arriver à l'époque contemporaine.

Il est bien entendu que nous n'avons pas la prétention de croire que nous avons consulté tous les auteurs anciens sans exception ; nous nous sommes limité à mentionner ceux qui, aujourd'hui par une sorte de snobisme, se trouvent cités dans tous les historiques et sans lesquels ceux-ci seraient entachés d'inexactitude. Pour le choix des traités et écrits des accoucheurs des seizième, dix-septième et dix-huitième siècles, nous avons profité des thèses, écrits et analyses de leurs œuvres, de même que de l'exposé très brillant et très complet fait par Velpeau.

Le troisième chapitre comporte une étude analytique et critique des différents *Procédés d'exploration et de mensuration* employés pour la recherche des dimensions de l'utérus dans son retrait après la délivrance.

Enfin, le quatrième chapitre est destiné à rappeler quelques *Notions d'anatomie* qui nous semblent indispensables à avoir bien présentes à l'esprit pour mieux apprécier les phénomènes involutifs.

La deuxième partie de notre Thèse est entièrement destinée à l'étude de l'*Involution Normale;* nous l'avons, de même que la première, scindée en quelques chapitres pour en mieux détacher les points multiples et complexes que nous devons étudier.

Tout d'abord nous exposons les *Opinions classiques* sur la question ; nous avons apporté un certain soin à ce chapitre pour bien résumer tout ce qui a été dit et le rapporter fidèlement ; pour arriver à ce but, nous avons cru indispensable de reproduire et d'établir des tableaux synoptiques qui permettent de voir vite et bien. A ce chapitre succède celui de nos *Recherches personnelles* sur l'involution normale, et là aussi nous exposons dans des tableaux et des graphiques les résultats obtenus.

Après avoir étudié l'involution en général, nous avons considéré les rapports qui peuvent exister entre l'involution et les divers états physiologiques du puerpérium, ou avec les conditions mêmes de l'accouchement ; nous avons établi, en procédant de la sorte, plusieurs chapitres destinés spécialement à l'étude de ces différentes questions :

1° *Influence de la durée de la grossesse ;*

2° *Influence du mode de présentation ;*

3° *Influence de la durée du travail ;*

4° *Influence du poids du fœtus, du placenta et de la quantité du liquide amniotique ;*

5° *Influence du nombre de grossesses ;*

6° *Influence des lochies, tranchées, ergot de seigle ;*

7° *Influence des opérations obstétricales ;*

8° *Influence des maladies ;*

9° *Influence de l'allaitement.*

Dans le chapitre *Maladies*, nous étudions principalement l'influence de l'infection puerpérale localisée à l'endomètre ; c'est là, pour nous, *la seule* cause capable de modifier d'une façon sensible et permanente la marche de la régression. Nous avons essayé de mettre plus en relief ce dernier point, qui n'est pas une nouveauté scientifique, d'attirer d'une façon spéciale l'attention sur lui et de mettre bien en évidence que l'arrêt de l'involution doit être classé comme un des signes importants et précoces de l'infection ; que parfois même l'arrêt de l'involution traduit à lui seul l'infection utérine.

Nous avons cru utile d'ajouter à l'étude de l'involution normale deux autres chapitres ayant trait à l'étude de ces états décrits par les auteurs anglais, la *Sub-involution* et la *Super-involution*, qui ont donné lieu à tant d'opinions différentes.

Nous avons essayé de résumer ces avis, nous en avons fait l'analyse ; nous exposons ensuite notre opinion personnelle fondée sur la façon dont nous concevons ces phénomènes dans l'état actuel de la science, et aussi comment on doit interpréter les observations citées.

Ayant passé très sommairement en revue (étant donné l'envergure du sujet) l'étude normale de l'involution et ses rapports avec les différents états physiologiques et pathologiques, nous avons formulé les *Conclusions* que nous avons cru se déduire logiquement des recherches faites sur un total de 120 observations.

Enfin, pour terminer notre travail, nous avons apporté un soin tout spécial à la *Bibliographie* ; c'est là, il nous semble, un des points importants d'une étude scientifique quelconque. Nous avons conservé, dans l'énumération des citations bibliographiques, celles qui s'adressent à l'étude des phénomènes histologiques, nous croyons que nos juges ne les trouveront pas déplacées, d'abord parce que nous-même nous les avons consultées et qu'à ce titre nous pouvons les mentionner, et ensuite parce que nous avons cru faire œuvre utile pour ceux qui, après nous, voudraient entreprendre une étude sur cette intéressante question.

Nous avons été surpris de voir combien les traités classiques d'accouchements et les thèses sont pauvres en indications bibliographiques utiles, et encore, ce qui est plus lamentable, combien la plupart de ces indications sont fausses ou manquent de précision.

Nous avons passé de longs mois à dresser cette liste et si, par hasard, elle peut servir à nos camarades pour faciliter leurs nouvelles recherches, nous serons récompensé de notre peine. Telle est l'étude que nous présentons aujourd'hui à la bienveillance de nos juges.

PREMIÈRE PARTIE

CHAPITRE PREMIER

DÉFINITION

Après l'accouchement et la délivrance, la matrice, qui, pendant les 270 jours qu'en moyenne dure la gestation, avait subi d'importantes modifications macroscopiques (augmentation de volume, de poids, de consistance, de forme, de situation) et microscopiques (hypertrophie des fibres musculaires, transformation de la muqueuse) passe pour revenir à son état normal par le même ordre de phénomènes et de transformations, mais en sens inverse; c'est à ce groupe complexe et varié que l'on donne le nom d'*involution* (*involutio*, même sens) ou plus exactement : d'*évolution rétrograde*, de *retrocession*, ou de *régression* (de *regressio* retour) *utérine*.

Il est classique aujourd'hui d'admettre, à côté de l'involution, deux autres états : la *Sub-involution* et la *Super-involution* qui ont été créés par les auteurs anglais (Simpson, Snow-Beck) et qui indiquent, le premier un arrêt temporaire ou définitif de la régression normale de la matrice, le deuxième une régression qui s'étend au delà des limites normales du *restitutio ad integrum* de l'utérus.

Nous n'acceptons pas la Sub-involution comme un état normal dépendant d'un arrêt simple de l'involution, mais comme ayant pour origine une *cause pathologique, l'infection ;* nous y reviendrons plus tard dans un chapitre spécial. Nous avons voulu rappeler cet état pour nous conformer à la tradition de nos livres classiques et le définir en même temps que l'involution normale.

CHAPITRE II

HISTORIQUE

Des temps les plus reculés, tous les peuples se sont préoccupés de l'état des femmes après leurs couches, état désigné dans le langage actuel « suites de couches ». Mais parmi les phénomènes qui font partie du *post-partum* (ils ne se préoccupaient pas de les étudier séparément), il nous a semblé, d'après la lecture minutieuse des auteurs anciens, qu'ils avaient toujours en vue les pertes, les « vuidanges », les lochies, différents noms sous lesquels l'écoulement des « suites de couches » a été désigné dans les différentes époques.

« Les lois de Moïse défendaient les rapports sexuels avant 40 jours après l'accouchement », heureuse prescription que l'on devrait observer de nos jours. Au reste, les Grecs pratiquaient la cérémonie de la purification et des bains le 5e jour (1).

Les Arabes et différents peuples sauvages avaient aussi diverses cérémonies ou pratiques qui devaient être accomplies à des périodes plus ou moins éloignées de l'accou-

(1) SUE, *Essai hist. littéraire et critique sur l'art d'accouchement*, t. I, p. 157, 1779.

chement. Mais ces pratiques, parfois heureuses, parfois très préjudiciables pour les nouvelles accouchées, restèrent toujours dans les mœurs ; mais dans aucun des anciens auteurs nous ne les trouvons mentionnées ou étudiées au point de vue scientifique. Hippocrate (1), Galien, Celse (2), Aétius (3), Paul d'Egine (4), Avicenne, Moschion, sont absolument muets sur ce sujet. Les deux auteurs du quinzième siècle, Rhodion (5) et Rueff (6), n'en parlent pas.

Maintenant, « prenons l'époque des accouchemens du siècle où parut Paré, c'est-à-dire vers le milieu du seizième siècle (7) », le siècle de Paré et de Guillemeau qui est au reste le « grand siècle des accouchements » (8). Dans son immortel traité, le Père de l'obstétrique n'a pas consacré un mot aux « suites de couches » (Ambroise Paré) (9).

En 1621, son élève Guillemeau (10) n'a pas rempli le vide laissé par son maître. Voici ce qu'il dit à propos du « Régime de vivre de l'accouchée (11) » : « Le 8e jour passé, qui est ordinairement *le temps que la matrice est bien purgée et déchargée*, sera expédient de la mieux nourrir et lui donner de la viande solide en plus grande quantité. »

(1) Hippocrate, Livre *Natura muliebri*. Livre *Mulierum morbis*.
(2) Celse, *De Re medica*.
(3) Aetius, *Opera, libri* XVI.
(4) Paul d'Egine, *De Re medica, libri septum, Venet.*, 1528.
(5) Rhodion, *De partis hominis*, 1532.
(6) Rueff, *De Conceptione et de Generatione hominis, etc.*, 1554.
(7) Sue, t. I, p. 114.
(8) Velpeau, *Traité d'accouchement*, 1835.
(9) Ambroise Paré, *Dix livres de chirurgie avec le magasin des instrumens nécessaires, etc.*
(10) Guillemeau, *De la grossesse et des accouchemens des femmes*, 1621.
(11) Id., *loc. cit.*, livre III, chap. I, p. 315.

Dans le chapitre consacré à « ce qu'il faut faire au ventre, tétins et parties basses de l'accouchée » (1), nous trouvons les passages suivants : « Les 15 jours passés, l'espace de 8 autres jours, lequel temps parachèvera les 3 semaines de son accouchemen, on lui appliquera sur le ventre et aines une telle toile » et plus loin : « Les semaines expirées de sa couche, sans qu'il lui soit survenue aucune fièvre, tranchée, ni autre accident, et qu'elle sera bien purifiée de toutes ses vuidanges, devant que de sortir et relever, il fera bon de la baigner, nettoyer et laver, mais premièrement sera doucement purgée avec quelque légère médecine suivant l'advis du médecin. » Nous voyons que ce qui préoccupait Guillemeau, c'étaient les vuidanges pour que la matrice fût *purgée et déchargée*, mais il ne se souciait pas du tout de l'état de la matrice elle-même.

Les autres grands accoucheurs du dix-septième siècle : Saint-Germain (2), en 1650 ; Fournier (3), en 1676 ; Viardel (4), en 1671 ; Portal (5), 1682 ; Peu (6), 1684, n'ont pas laissé dans leurs écrits une page dans laquelle on puisse trouver une mention relative à la marche rétrograde de la matrice après l'accouchement. Pendant l'époque brillante des accouchements qui commença avec la 1re édition, en 1664, de François Mauriceau, « le plus fameux accoucheur du siècle » (7), malgré les soins avec lesquels il s'attache à

(1) Id., *loc. cit.*, p. 321 et suivantes.

(2) Saint-Germain, *Eschole de sages-femmes*, 1650.

(3) Fournier, *L'accoucheur méthodique qui enseigne la manière d'opérer pour tous les accouchemens*, 1676.

(4) Viardel, *Observations sur la pratique des accouchemens*, 1671.

(5) Portal, *La pratique des accouchemens*, 1682.

(6) Peu, *La pratique des accouchemens, etc.*, 1684.

(7) Sue, *Essai hist. littéraire et critique sur l'art d'accouchement*, 1779, t. I, p. 114.

décrire les vuidanges, les tranchées utérines, nous n'avons trouvé dans la 6e édition de son traité (1) qu'une seule phrase dans laquelle on pourrait voir cependant que la constatation du retrait utérin n'était pas passée inaperçue pour le grand accoucheur : « On connait l'inflammation de la matrice en ce qu'elle est très douloureuse et beaucoup *plus tuméfiée après l'accouchement qu'elle ne devroit*; la femme sent une grande pesanteur au bas-ventre ; il y survient grande tension, il s'enfle et devient presque aussi *gros qu'il était avant qu'elle fût accouchée.* » (Mauriceau.)

Nous arrivons maintenant au dix-huitième siècle qu'on pourrait appeler le grand siècle de l'obstétrique en Europe ; en effet, nous allons voir quelle pléiade d'hommes ont honoré cette science, non seulement en France, mais aussi dans toutes les autres nations : Mesnard (2), dans le chapitre consacré aux « accidents et maladies qui surviennent aux femmes après qu'elles sont accouchées », ne s'occupe que des tranchées et des coliques, de vuidanges ou lochies ; à ce propos, on trouve la phrase suivante : « L'écoulement des lochies des femmes en couches a-t-il un terme limité ? Non, car on remarque qu'il y a des femmes auxquelles cet écoulement finit dès le 5e jour de leur accouchement, d'autres à qui les lochies fluent jusqu'à 8, 10, 12, 15 jours de leurs couches et d'autres à qui elles coulent pendant 1 mois ou 6 semaines. » Cette observation est d'ailleurs la seule que l'on trouve dans son guide ayant quelque rapport avec la durée des couches, et, comme on le voit, il

(1) Mauriceau, *Traité des maladies de femmes grosses et celles qui sont accouchées.*

(2) Mesnard, *Guide des accoucheurs*, p. 339, 1743.

faut vouloir interpréter sa phrase dans ce sens. Deleurye (1), Barbaiel (2) n'en parlent pas ; Puzos (3) dit : « Quoique la matrice ait besoin d'un temps considérable et d'un *écoulement de lochies fort long* pour se réduire au petit volume où elle doit être hors le temps de la grossesse » ; il n'insiste pas davantage. Astruc (4) ne fait allusion au retrait de l'utérus que pour conseiller de serrer l'alèze avec laquelle on entoure le ventre, à mesure que l'utérus rentre dans le bassin.

Levret (5), qui consacre cependant un chapitre spécial à l'étude « des Suites des couches », ne nous en entretient que bien peu, et tout ce qu'il dit est d'ailleurs marqué du sceau des idées régnant à cette époque (6). « Il ne faut *changer de linge les accouchées que vers le dixième jour*, et ne point permettre qu'elles mettent pied à terre avant le douzième, surtout si c'est une personne sédentaire, et dont les parties soient d'un *tissu flasque*, si on ne veut pas les exposer volontairement à un *prolapsus uteri*. (Nous faisons remarquer de suite, pour y revenir plus tard lorsque nous parlerons des prétendus méfaits de la subinvolution et du lever prématuré, que ce grand accoucheur que fut Levret ne se trompait pas dans son observation clinique : le prolapsus utérin a surtout pour origine une prédisposition individuelle, plus qu'une cause générale et unique; de même, deux individus faisant le même effort ne sont pas également et au même degré exposés aux hernies ; cela dépend surtout de l'état de résistance des

(1) Deleurye, *Art des accouchemens.*
(2) Barbaiel, *Art des accouchemens*, 1766.
(3) Puzos, *Traité d'accouchemen*, 1759.
(4) Astruc, *Traité complet des accouchemens*, 1771.
(5) Levret, *Art des accouchemens*, 3e édition, 1776.
(6) Levret, *Art des accouchemens*, 3e édition, p. 157, 1776.

muscles abdominaux.) « Les femmes qui ont eu des accouchements laborieux doivent rester, presque toujours, plus longtemps au lit que les autres, surtout si elles sont jeunes, au moins qu'elles n'aient eu quelque déperdition de substance au rectum, par l'intérieur du vagin, car il faut faire marcher celles-ci le plus tôt qu'il est possible. »

Nous ne nous arrêterons pas à analyser les écrits de ce grand nombre d'accoucheurs français de la première moitié du dix-huitième siècle : Armand (1), Dionis (2), de La Motte (3), pas plus que ceux de Soulayres (4), Dufot de Soissons (5), Gilles de la Tourette (6) qui vécurent dans la deuxième moitié, nous voulons seulement retenir ce que dit un des maîtres de l'obstétrique J.-L. Baudelocque (7), qui écrivait à la fin de ce dix-huitième siècle, et dont les doctrines furent conservées jusque dans le premier quart du grand siècle. « A quel terme des couches la femme peut-elle se lever et commencer à marcher ? R. Ce terme ne peut pas être encore fixé qu'après l'état même de la femme. Si les unes peuvent se tenir levées et marcher après les cinq ou six premiers jours, il en est d'autres qui ne sauraient le faire au *dixième* et même au douzième, sans être incommodées, sans éprouver des pesanteurs de matrice, des tiraillements douloureux dans le bas-ventre... En général, les femmes de la campagne quittent leur lit et

(1) Armand, *Nouvelles Observations sur les pratiques des accouchemens*, 1713.

(2) Dionis, *Traité général des accouchemens*, 1718.

(3) De la Motte, *Traité complet des accouchemens*, 1721.

(4) Soulayres, *Elément. art. obst.*, 1765.

(5) Dufot, de Soissons, *Sur l'art des accoucheurs*, 1775.

(6) Gilles de la Tourette, *Art des accoucheurs*, 1787.

(7) Baudelocque, *Principes sur l'art des accouchements*, 1787.

reprennent leurs occupations domestiques de trop bonne heure. La plupart vont à l'église et aux champs, s'exposent au froid et à l'humidité dans un temps où elles devraient au plus rester levées quelques instants de la journée. L'usage où elles sont de nourrir leurs enfants ne saurait les dispenser de prendre plus de précautions puisque l'allaitement ne *les met pas à couvert d'une foule d'infirmités* (??) plus ordinaires chez elles que chez les femmes qui habitent les villes (1). »

En Angleterre, à la même époque apparaissent un grand nombre d'accoucheurs qui eurent une grande autorité. Malgré cela, nous voyons que, de même qu'en France ou en Allemagne, l'involution rétrograde de la matrice n'était pour eux qu'un phénomène tout à fait secondaire, si par hasard il a été remarqué ; en effet Smellie (2) (le Levret de Londres) s'exprime avec un grand luxe de détails sur les différentes façons de préparer les boissons chaudes ou froides avec de la viande ou du poulet (p. 416) qui doivent être administrées aux parturientes, tantôt au 5e, tantôt au 7e ou 9e jour. Dans le chapitre consacré aux lochies (nous avons déjà dit que c'est le seul phénomème que, depuis Hippocrate, les auteurs décrivent), nous trouvons le passage suivant : « Cet écoulement (les lochies) vient de la matrice, qui, par l'évacuation immédiate des gros vaisseaux, acquiert la faculté de se contracter avec plus de liberté, sans courir les risques d'une inflammation qui accompagnerait probablement la contraction si les gros vaisseaux ne se vidaient pas en même temps ; mais comme les fluides répandus dans les petits vaisseaux

(1) BAUDELOCQUE, *Principes sur l'art des accouchements*, p. 284, 1787.
(2) SMELLIE, *Théorie et Pratique des accouchements*, t. I, p. 431.

ne peuvent pas s'évacuer si vite, ni reprendre leur route vers la veine cave, il est nécessaire qu'après que la grande évacuation est diminuée, il s'en fasse par continuation une légère, qui va toujours en décroissant, *jusqu'à ce que la matrice se soit contractée au point de n'avoir plus que le même volume qu'elle avait avant la grossesse* ; elle revient à cette période environ le 18e *ou le* 20e *jour* après l'accouchement ; cela varie cependant dans les différentes femmes. » Il est facile de constater que Smellie n'attache aucune importance à l'état de la matrice après la délivrance, ni à sa marche rétrograde.

A côté de cet auteur, nous devons signaler Burton (1), Douglas (2), Maubray (3), Chapmann (4), Giffard (5), Dawkes (6), Manningham (7), Oulde (8), qui n'ont pas étudié l'involution.

En Allemagne, ni Plenck (9), ni Stein (10), ni Rœderer (11) ne consacrent de chapitres spéciaux à cette étude. Deventer (12), le grand accoucheur des Pays-Bas à l'époque, n'a pas consacré un chapitre ni à notre sujet, ni à aucun des autres phénomènes du post-partum, lochies, tranchées utérines.

(1) Burton, *New System of midwifery*. Trad. par Lemoine, 1771.
(2) Douglas, *A short account on the sciences of midwifery*, 1736.
(3) Maubray, *Midwifery brought to perfect. by manual operat. etc.*, 1725.
(4) Chapmann, *Improv. of midwifery*, 1739.
(5) Giffard, *Cases in midwifery*, 1734.
(6) Dawkes, *The true knowledge of the art of midwifery*, 1736.
(7) Manningham, *Artis. obst. compend. etc.*, 1746.
(8) Oulde, *A Treatise of midwifery*, 1742.
(9) Plenck, *Element, art. obst.*, 1753.
(10) Stein, *L'art d'accoucher*, trad. par Briol, 1770.
(11) Roederer, *Elément, art. obst.*, 1780.
(12) Deventer, *Observations sur le manuel des accouchemens*, trad. par Bruhier d'Allincourt, 1733.

Si nous voulons nous arrêter un instant pour résumer quelles étaient les connaissances sur la régression utérine à la fin du dix-huitième siècle, nous voyons que l'on ne connaissait rien; et que, à part quelques rares observateurs, ce phénomène, pourtant si important et si facilement constatable, n'avait pas attiré l'attention des cliniciens de l'Europe!

Franchissons maintenant le seuil du dix-neuvième siècle, et nous allons voir que, malgré les noms illustres qui ont honoré l'Obstétrique, nous serons forcé de faire une longue étape jusqu'en 1846 pour trouver le premier travail, ou pour mieux parler l'initiateur, le clinicien expert qui remarqua le premier que l'utérus après la délivrance revenait plus ou moins vite à son état normal, selon des conditions bien différentes de maladie ou de santé.

Baudelocque (1), dans son traité, ne dit rien du retrait de l'utérus. Gardien (2), qui publia son livre quelques années avant, garda le même silence sur ce sujet.

Citons les deux notables sages-femmes du dix-neuvième siècle :

Mme Lachapelle (3) n'a consacré aucun chapitre à l'involution utérine. « Les femmes ne doivent faire aucun exercice les premiers jours de leurs couches, mais elles doivent *se lever dès le lendemain de la fièvre de lait* pour faire leurs lits si les forces le leur permettent. »

Mme Boivin (4), en 1833, fixe à 40 jours le terme des suites de couches, mais ne fait aucune mention spéciale du retrait de la matrice : « 30 à 40 jours suffisent pour rétablir

(1) BAUDELOCQUE, *L'art des accouchements*, 1813.
(2) GARDIEN, *Traité des accouchements, etc.*, t. III, p. 277, 1807.
(3) Mme LACHAPELLE, *Pratique des accouchements*, 1821.
(4) BOIVIN, *Mémorial de l'art des accouchements*, 1833.

l'ordre dans toutes les parties et les rendre à peu près à leur même état. »

L'étude des phénomènes physiologiques de l'état puerpéral ne fut inaugurée à Paris, dit Bouchacourt, qu'en 1835, par Paul Dubois, alors que depuis longtemps déjà elle était en pleine activité à Strasbourg, où fonctionnait depuis le commencement du dix-huitième siècle la clinique obstétricale établie par Fried, continuée si brillamment par Rœderer et après lui par Flamand, dont Stoltz, le laborieux et savant élève, avait recueilli et fait fructifier l'héritage. Stoltz (1), en 1826, soutenait sa thèse inaugurale, ce fut le premier travail sur l'étude de l'involution, mais cet auteur se limita exclusivement à l'étude du col.

Velpeau (2), 1835, consacre un chapitre aux « *Relevailles* » ; voici ce que l'on y trouve :

« Le temps qu'une femme en couches doit rester au lit est nécessairement très variable, et le 9e jour, terme vulgaire, ou le 14e jour de Levret ne peuvent être adoptés que comme période moyenne ou générale. Cinq à six jours suffisent quelquefois, mais pour peu que les symphyses paraissent avoir été fatiguées, que l'utérus ait des dispositions à s'abaisser ou à se renverser, que la santé soit encore chancelante, il faut attendre et, au lieu de 8 à 10 jours, il conviendrait plutôt 10 ou 15. En tous cas, on aurait tort de lui permettre de reprendre des exercices tout à coup, comme le font quelques praticiens. »

« Le premier jour de sa levée, elle se tient une demi-

(1) Stoltz, *Considér. sur quelques points relatifs à l'art des accouchements*, thèse de Strasbourg, 1826.

(2) Velpeau, *Traité complet de l'art des accouchements*, p. 610, article Relevailles, 1835.

heure sur un fauteuil, une heure le deuxième, le troisième elle peut faire quelques pas et rester deux ou trois heures hors du lit ; enfin les jours suivants, on consulte ses forces et son état de fatigue ou de bien-être pour la recoucher. Bientôt elle peut descendre et faire quelques tours dans le jardin ou dans la cour ; mais il serait dangereux que sa première sortie fût pour l'église. Les temples sont généralement vastes, froids et librement aérés. Pour ce qu'elles appellent leurs *relevailles*, les femmes doivent s'y tenir longtemps agenouillées. Elles ne manquent pas de se fatiguer avant d'en sortir et *souvent elles y puisent le principe des maladies graves.* »

D'après ce que nous venons de transcrire, on peut facilement constater combien Velpeau ignorait la régression lente et graduelle de la matrice après la délivrance, et combien peu scientifiques étaient ses connaissances sur le terme des suites de couches, mais nous faisons remarquer qu'il avait déjà observé le fait qu'il y a des femmes dont l'évolution est plus rapide.

Quant à cette sorte d'itinéraire qu'il fait des jours des levées, il ne repose sur aucune base sérieuse, il en de même pour la défense d'aller tout de suite aux temples qui sont « vastes et froids » les considérant comme les foyers où elles puisent des maladies graves; sans doute, l'infection puerpérale ne doit être considérée que comme cause secondaire et non efficiente. En rapport direct avec le volume de l'utérus dans le post-partum nous n'avons trouvé que cequi suit (1) : « Quoique débarrassée de l'enfant

(1) VELPEAU, *Traité complet de l'art des accouchements*, t. II, p. 612, article : Relevailles, 1835.

et du délivre, la *matrice ne reprend pas immédiatement son volume* ni ses autres qualités naturelles. Dans un cas cité par Leroux, elle revenait promptement sur elle-même quoique la version n'eût été pratiquée qu'une demi-heure après la mort ; mais elle avait encore le volume du 6e mois de la grossesse chez une femme dont parle Aïtken et de manière à faire *présumer l'existence d'un deuxième enfant.* »

« En général, elle dépasse d'abord un peu les dimensions qu'elle offre au 3e mois de la gestation, dit Ingleby. Ashwell l'a trouvée longue d'un pied (le pied mesure 30 cm. 50) chez une femme qui mourut d'hémorragie le 11e jour. »

Il est facile de se convaincre que Velpeau, malgré son autorité et son talent, n'avait pas une idée arrêtée et nette de ce que devient la matrice après sa délivrance, et sa phrase : « la matrice ne reprend pas immédiatement son volume ni ses autres qualités naturelles », nous semble trop vague, trop peu précise pour que l'on puisse lui donner une interprétation plus vaste. Nous avons voulu nous attarder à examiner avec détail ces différentes citations, étant donné l'autorité et la célébrité de ce maître de l'Obstétrique française.

En 1840, Maygrier parle déjà de la situation de la matrice après la délivrance et de la façon de la délimiter ; voici ses propres termes (1) : « Pour connaître l'état dans lequel se trouve la matrice (après l'accouchement), objet que l'accoucheur ne doit jamais perdre de vue, il suffit de placer la main à nu sur le ventre de la mère, à *la hauteur à peu près de*

(1) Maygrier et Halmagrand, *Nouvelles démonstrations d'accouchements*, p. 555, 1840.

l'ombilic. Là, il sentira, à travers les parois abdominales légèrement pressées, une tumeur arrondie, dure, qu'il est impossible de ne pas reconnaître pour la matrice contractée. » Mais l'auteur n'indique pas quelle sera la situation de la matrice dans les jours qui suivent l'accouchement. Il conseille le « bandage de corp », non avec l'idée qu'avaient les autres accoucheurs de faire disparaître la matrice, mais « pour soutenir et tout au plus contenir le ventre ». C'est entre le 8e et le 10e jour que, d'après lui, on peut abandonner la femme à elle-même. Cependant, ajoute-t-il : « il ne faut pas qu'elle se livre à l'instant même à ses travaux accoutumés, qu'elle sorte sans précautions ; il est extrêmement prudent au contraire que, pendant le premier mois, elle ne s'expose ni au froid, ni à l'humidité sans nécessité la plus indispensable, qu'elle soit au lit au coucher du soleil et qu'elle ne se lève que tard (1). »

Le froid et l'humidité étaient pour les accoucheurs, comme pour les médecins, la préoccupation constante ; pour eux, le froid joue un rôle principal et déterminant ; nous savons depuis l'ère pasteurienne quelle est sa véritable place dans l'étiologie des infections. Les lochies devaient aussi couler abondamment pour que l'involution fût complète. Voici à ce sujet ce que dit cet auteur (2) : « Lorsque les lochies soit en rouge, soit en blanc ont coulé *convenablement* pour la *quantité comme pour la qualité*, la femme éprouve de jour en jour un bien-être plus sensible et elle ne tarde pas à recouvrer une santé parfaite. La *matrice est entièrement revenue sur elle-même*, les parties externes de

(1) Maygrier et Halmagrand, *Nouvelles démonstrations d'accouchements*, p. 558, 1840.
(2) Id., *Ibid.*, p. 565, 1840.

la génération se sont resserrées » ; et plus loin, il ajoute : « Lors donc que l'écoulement est modéré, que l'odeur n'est point désagréable (?) et que la couleur est d'un jaune très pâle, il faut le répéter, c'est naturel, nécessaire, il est le résultat du dégorgement de la matrice, dépendant d'une véritable *irritation suppurative* qui favorise le retour de l'utérus au volume qui lui est habituel à l'état de vacuité. » Étant donnée l'influence considérable, indispensable que cet auteur, comme tous ses devanciers, attachait à l'écoulement des lochies, nous ne devons pas nous étonner de voir considérer comme le plus fâcheux accident, comme la plus grosse complication, l'arrêt des lochies, et de vouloir chercher partout la cause de cette suppression (1). « Tour à tour en proie à la crainte, à la joie, à la peur, à l'amour, impatientes, irritées par les plus petites causes, se mettant en colère sous le prétexte le plus frivole ; pleines de caprices et de fantaisies, désirant avec ardeur des choses dont elles se dégoûtent facilement ; enfin tout, un rien, peut porter le trouble dans leur âme, et par suite amener la suppression des lochies (!!). »

A peu près à la même époque, 1843, Burns, professeur à Edimbourg, faisait paraître son livre (2). Nous y trouvons à la page 622 quelques lignes consacrées aux « signes par lesquels on reconnaît qu'une femme vient d'être délivrée : Grande variété d'opinions ont été données par les anatomistes sur les dimensions de l'utérus après la délivrance. Si la femme meurt d'hémorragie, immédiatement après la délivrance, on trouve l'utérus, sous forme d'une

(1) MAYGRIER et HALMAGRAND, *Nouvelles démonstrations d'accouchements*, p. 570, 1840.

(2) BURNS, *Principles of midwifery*, 1843.

poche aplatie de 9 à 12 pouces de long (le pouce équivaut à 2 centimètres et demi), a environ 7 pouces de large et 3 d'épaisseur (?!). Au bout de trois semaines, on trouve l'utérus par le vagin avec les dimensions qu'il avait avant la conception. »

Moreau (1), en 1841, dit : « Le retour de l'utérus à son volume primitif n'a lieu que d'une manière lente et graduée » ; il n'ajoute rien de plus.

En 1845, Chailly (2) s'exprime ainsi : « Il (l'accoucheur) aura soin aussi d'apprécier le volume de l'utérus et sa sensibilité. Quant à l'utérus, son fond à cette époque (le premier et même le deuxième jour) ne doit dépasser la symphise des pubis que de quelques travers de doigts, souvent même sa réduction est plus prononcée encore. »

Jacquemier, dans son *Manuel*, en 1846, est le premier auteur, il nous semble, qui écrivit, dans le chapitre consacré aux suites de couches, quelques phrases pour indiquer les dimensions et la position de la matrice après la délivrance et dans les jours suivants : « Immédiatement après la délivrance, l'utérus forme encore une tumeur de 7 à 9 pouces de long sur 5 ou 6 de large (0 m. 18 à 0 m. 24 de long à 0 m. 13 à 0 m. 15 de large), qu'on sent très distinctement en palpant la paroi abdominale. Elle est déjetée de côté, le plus ordinairement à droite. Son fond s'élève jusque dans la partie inférieure de la région ombilicale. Il augmente de volume pendant les six, douze premières heures qui suivent la délivrance. Dans quelques cas, surtout lorsqu'il a été très distendu, son volume est beaucoup

(1) Moreau, *Traité pratique d'accouchements*, vol. II, p. 436, 1841.
(2) Chailly, *Traité d'accouchements*, 1845, 2e édition, p. 357.

plus considérable et son fond dépasse de plusieurs travers de doigts l'ombilic. »

Malgré ces quelques phrases consacrées à la position occupée par l'utérus après la délivrance, Jacquemier n'étudie point d'une façon complète le retrait utérin. C'est dans la même année que Jules Guérin déposa à l'Académie de médecine un mémoire ainsi intitulé (1) : « *Essai d'une nouvelle théorie physiologique de la fièvre puerpérale.* » Cet important mémoire resta inconnu jusqu'en 1858, date à laquelle eut lieu la très célèbre discussion sur la fièvre puerpérale, et à laquelle prirent part Beau, Trousseau, et, comme accoucheurs, Depaul et Cazeaux. Dans ce mémoire, Jules Guérin donnait le résultat d'observations basées sur 21 cas d'accouchements normaux qu'il avait suivis au point de vue de l'involution normale de l'utérus : ce fut le premier travail méthodique sur ce sujet qui n'avait été, que nous ne sachions, l'objet d'aucune attention particulière ; « *on l'avait vu, mais on ne l'avait pas regardé* » (2). Voici comment s'exprimait Jules Guérin en 1846 : « A défaut de mon expérience personnelle, j'ai consulté les ouvrages spéciaux des maîtres sur la matière, ceux de MM. Dubois, Moreau, Velpeau, Cazeaux, Chailly ; aucun ne m'a fourni les renseignements précis dont j'avais besoin. Sans doute, à cause du peu d'importance présumée des faits, tous nos collègues se sont bornés à des *indications générales très vagues*. Pour combler cette lacune, j'ai recueilli 21 observations d'accouchements normaux. J'ai noté avec le plus

(1) Jules GUÉRIN, *Gazette médicale de Paris*, n° 23, 5 juin 1858, p. 349 et numéros suivants.

(2) Jules GUÉRIN, *Gazette médicale de Paris*, n° 23, 5 juin 1858, p. 349 et numéros suivants.

grand soin toutes les particularités relatives au retrait de l'utérus en concordance avec les différents symptômes offerts par les sujets (1). »

Cette communication fut, comme nous l'avons déjà dit, le sujet d'une très violente discussion, dans laquelle Cazeaux et Depaul furent forcés de reconnaître cette lacune de l'obstétrique, malgré leur diatribe à la communication de Jules Guérin.

L'auteur tirait cette conclusion de grosse importance, méconnue et oubliée par la suite : « Ce qu'il importe et ce que nous avons eu soin d'établir, c'est que, dans le plus grand nombre des cas, le *retrait continu* est le fait normal, physiologique, et *l'arrêt du retrait*, le fait anormal, la menace pathologique » (2).

Si Jules Guérin généralisait un peu trop, étant donné le nombre restreint de ses observations, et s'il y a eu quelques erreurs dans les résultats, nous croyons néanmoins que l'on doit considérer son travail comme le premier ayant trait à l'involution utérine.

Nous devons ouvrir une parenthèse et signaler, en 1852, un travail de J.-Y. Simpson (3), lu devant la Société obstétricale d'Edimbourg, dans lequel il attire, pour la première fois, l'attention sur un état de Sub-involution et de Super-involution de l'utérus.

Le 24 décembre 1858, Wieland (4) soutenait une thèse

(1) Jules GUÉRIN, *Gazette médicale de Paris*, nº 23, 5 juin 1858, p. 350 et numéros suivants.

(2) Jules GUÉRIN, p. 363.

(3) SIMPSON (J.-Y.), *Month. J. med. Soc. London*, t. XV, p. 127-138, 1852.

(4) *Etude sur l'Evolution de l'utérus pendant la grossesse et sur le retour de cet organe à l'état normal après l'accouchement.* Thèse de Paris, 1858.

très appréciée sur l'involution de l'utérus ; c'est à tort, croyons-nous, que la plupart des auteurs, pour ne pas dire tous, considéraient cette thèse comme le premier ouvrage paru sur notre sujet. Nous avons été étonné de ne pas voir mentionner par lui le mémoire de Jules Guérin, malgré le bruit qu'occasionna sa discussion au commencement de la même année.

De 1858 à 1867, date à laquelle Chailly (1) fit paraître son traité, on ne trouve que le travail de Wieland, et cependant aucune mention n'est faite dans le chapitre « Suites de couches ». On dirait que Chailly voulut conserver intacts les conseils de ses ancêtres ; on lit à la page 404 : « De la première sortie de l'accouchée. Ce n'est que du 20e au 30e jour qu'elle doit sortir pour la première fois, surtout si c'est en hiver. Il est plus prudent même, dans ce cas, de ne lui permettre cette sortie qu'au bout de *six semaines*. Il faut aussi lui défendre d'aller immédiatement à l'église pour remercier Dieu de son heureuse délivrance. »

En 1861, Hecker étudia l'épaisseur des parois utérines sur 48 autopsies. Mais ses données sont sujettes à caution, attendu que tous ces cas étaient étudiés sur des femmes mortes en état d'infection et que par conséquent il ne s'agissait pas d'utérus normaux.

En 1869, Autefage (Barthélemy) (2) consacre sa thèse inaugurale à l'étude clinique sur le retrait utérin, et, sous la direction du professeur Depaul, il propose une méthode nouvelle de mensuration de la hauteur utérine.

(1) CHAILLY, *Traité d'accouchements*, 1867.

(2) AUTEFAGE, *Étude clinique sur le retrait utérin après l'accouchement*. Thèse, 1869.

Verrier-Litardière (1) étudie, dans sa thèse, les rapports de l'allaitement et de l'involution.

En 1872, Pfannkuch (2) publie son minutieux et consciencieux travail sur les rapports de l'involution et de l'état de vacuité ou de plénitude des réservoirs, vessie, rectum.

Serdukoff (3), de Moscou, fait connaître son très intéressant et laborieux mémoire sur l'involution.

En 1875, Garipuy (4) fait une revue générale de la question et ajoute ses propres observations.

De la même année date le traité de Schroder (5) d'Erlagen ; il parle très peu du retrait de la matrice. Voici tout ce qu'il a dit à ce sujet : « Du reste, le plus souvent l'utérus, comme pendant la grossesse, se trouve un peu incliné à droite. A partir de ce moment, il commence à diminuer, si bien que le 10e ou le 12e jour, souvent plus tard, on ne peut plus le sentir par l'extérieur. »

Le professeur Depaul (6) consacre une de ses leçons cliniques à l'involution, mais il n'y apporte aucune connaissance nouvelle.

En 1877, Chenet (7) étudie l'engorgement utérin comme une conséquence de l'involution incomplète.

Cazeaux (8) dans son traité ne considère pas l'involution

(1) VERRIER-LITARDIÈRE, *Etude sur les avantages matériels de l'allaitement maternel*, 1873.

(2) PFANNKUCH, *Arch. für Gynäkologie*, 1872.

(3) SERDUKOFF, *The Edinburgh med. Journal*, mai 1875, p. 965.

(4) GARIPUY, *Revue médicale de Toulouse*, 1875, p. 228 et suivantes.

(5) SCHRÖDER, *Manuel d'accouchement comprenant path. de la gross. et des suites de couches*, p. 143. Trad. de Charpentier.

(6) DEPAUL, *Leçons cliniques*, p. 376, 1872.

(7) CHENET, *De l'Involution utérine et de l'engorgement utérin*. Thèse, 1877.

(8) CAZEAUX, *Traité d'accouchements*, 1877.

comme digne d'une étude spéciale; ce chapitre manque complètement, malgré les travaux antérieurs ; il se contenta de dire (1) : « Tandis que chez les femmes maigres, celles surtout qui ont été mères plusieurs fois, la matrice présente encore, *au bout de quinze jours, deux doigts de largeur au-dessus des pubis*, son fond chez les primipares, notamment celles qui ont beaucoup d'embonpoint, ne peut être senti d'une manière distincte après le 8e jour. Au bout de six semaines, elle est presque dans le même état qu'avant la grossesse à cela près d'un peu plus de volume. »

En 1878, Bouchacourt (2) et ses élèves Philippeaux, Marduel, Morin et Jacquet font des recherches à la clinique de la Charité ; leurs résultats sont publiés dans le *Dictionnaire encyclopédique*, article « Couches ».

Fauquez (3), en 1879, soutint une thèse sur les rapports de la métrite et de l'involution utérine.

L'année suivante, 1880, marqua une époque dans l'histoire de l'involution. Charpentier (4), en France, Sinclair (5), en Amérique, presque simultanément appliquent une méthode jusqu'alors nouvelle pour la recherche exacte du retrait de la matrice : l'hystérométrie interne. Les résultats obtenus par cette méthode font le sujet de la

(1) Id., *Ibid.*, p. 418.

(2) Bouchacourt, Article : Couches in *Dict. Encycl. des sciences médicales*, t. XXI, 1878.

(3) Fauquez, *De la métrite chronique dans ses rapports avec l'arrêt de l'involution de l'utérus après l'accouchement et l'avortement.* Thèse, Paris, 1879.

(4) Charpentier, in thèse Avrard et *Traité d'accouchements*, t. I, p. 555 et suivantes.

(5) Sinclair, Puerperal involution. *American gynecological Transactions*, 1880.

thèse d'Avrard (1), soutenue devant la Faculté en 1880.

En 1881, Milsom (2) fait à Lyon une thèse sur le même sujet. Il y fait connaître ses recherches personnelles; il n'accepte que l'hystérométrie interne comme seule capable de donner des résultats précis.

En 1882, nous trouvons la très intéressante et importante thèse de Ganzinotty (3), de Nancy, et celle d'Aron (4), de Paris, en 1883, dans laquelle il étudie les rapports de l'involution avec les interventions obstétricales.

A la même époque, nous trouvons quelques thèses à l'étranger, en Allemagne : celles de Parthey (5) à Berlin; de Muth (6) à Griessen ; en Russie : celle de Bernstein (7) à Dorpat.

Blanc (Émile), en 1887 (8), fait connaître les résultats de ses observations sur l'action de l'ergotine sur l'involution.

En 1888, Duval (Eugène) (9) consacre sa thèse de doc-

(1) Avrard, *De l'involution incomplète de l'utérus après la grossesse et ses conséquences*. Thèse de Paris, 1880.

(2) Milsom, *Contribution clinique à l'étude de l'involution utérine*. Thèse de Lyon, 1881.

(3) Ganzinotty, *Etude de l'Involution utérine dans le premier jour des couches, application de la méthode graphique, recherches cliniques sur les rapports qui existent entre la fièvre et l'arrêt de l'involution*, 1882. Thèse de Nancy.

(4) Aron, *Etude clinique sur le retrait de l'utérus dans le cas de manœuvres obstétricales*. Thèse de Paris, 1883.

(5) Parthey, *Ueber die Involution des Uterus in den ersten acht Tagen des Puerperiums*. Thèse, 1882,

(6) Muth, *Ueber die Resorptions fähigkeit des Uterus in Wochenbett*. Thèse, 1882.

(7) Bernstein, *Ein Beitrag zur Lehre von der puerperalen Involution des Uterus*. Thèse, 1885.

(8) Blanc, *Lyon médical*, vol. LV, p. 490-492, 1887.

(9) Duval, *Remarques cliniques sur 22 cas de régression incomplète de l'utérus traités par les injections d'eau chaude prolong. vaginales et intra-utérines*. Thèse Paris, 1888.

torat au traitement de la régression incomplète par les injections prolongées d'eau chaude. De la même année datent les travaux de M. Auvard.

En 1891, Poulat (Henri) (1) parle de nouveau dans sa thèse des traitements de la Sub-involution utérine.

Plus près de nous, nous devons mentionner pour terminer cet historique : en 1898, la thèse de Silvie (2) qui est le dernier travail que nous ayons trouvé sur notre sujet.

Bosc (3), de Montpellier, conseille le massage comme moyen d'activer l'involution. Enfin Desplats (4), en 1899, fait un travail sur les prétendus dangers du *lever* précoce après l'accouchement.

Nous croyons avoir suivi avec exactitude l'ordre chronologique des travaux qui ont un rapport plus ou moins étroit avec notre sujet. Chemin faisant, nous avons signalé les travaux originaux qui ont marqué une étape dans l'histoire de l'involution. Il est presque certain que quelques oublis ont été faits dans ce long exposé, nous nous empressons de présenter nos excuses aux auteurs qui involontairement ont été omis, malgré les très longues et patientes recherches faites dans les littératures françaises et étrangères.

(1) Poulat, *Etude critique et bibliographique sur quelques-uns des traitements de la sub-involution utérine.* Thèse, Paris, 1891.

(2) Silvie, *Contribution à l'étude de la Régression utérine.* Thèse de Paris, 1898.

(3) Bosc, *Gazette médicale de Paris*, t. II, p. 80, 1899.

(4) Desplats, *Journal de sciences médicales de Lille*, 1899.

CHAPITRE III

PROCÉDÉS DE MENSURATION ET D'EXPLORATION

Le professeur Depaul (1), pour apprécier les modifications du volume de la matrice pendant son retrait après la délivrance, prenait comme point de repère la cicatrice ombilicale, et comme unité de mesure le *travers de doigt*. Voici d'après lui quelle était la situation de l'utérus dans le post-partum :

1er jour : Fond de l'utérus à un travers de doigt au-dessus de l'ombilic.

2e jour : Fond de l'utérus au niveau de l'ombilic.

3e jour : Fond de l'utérus un peu au-dessous de l'ombilic.

4e jour : Fond de l'utérus varie peu.

5e, 6e jour : Fond de l'utérus à deux travers de doigt au-dessus de l'ombilic.

7e, 8e, 9e jour : Fond de l'utérus à trois ou quatre travers de doigt au-dessous de l'ombilic.

Il suffit de réfléchir un instant, et surtout d'examiner quelques femmes dans leurs suites de couches, pour se

(1) Depaul, *Leçons cliniques*, p. 760.

convaincre que cette mensuration est très infidèle ; en effet, les parois abdominales, qui ont été distendues au maximum pendant la gestation, sont flasques, molles, pendantes, (sauf quelques exceptions où l'on constate une intégrité parfaite de la tonicité des muscles abdominaux, l'absence complète de vergetures, où la paroi abdominale n'offre pas après l'accouchement cette sensation de mollesse particulière) mobiles dans tous les sens, quelquefois repliées sur elles-mêmes, bouleversant complètement la position et les rapports normaux de l'ombilic et de l'utérus. De plus, même en admettant que l'on se trouve en présence de ces cas d'intégrité parfaite des parois abdominales, la cicatrice ombilicale n'occupe pas une situation invariable (il y a des ombilics bas ou haut placés), et elle n'occupe pas toujours sa situation équidistante des pubis et de l'appendice xyphoïde. Nous avons constaté dans nos mensurations journalières que dans plus de 50 p. 100 des cas l'ombilic est haut ou bas placé.

Serdukoff (1), Wieland (2) dans leurs études sur l'involution, convaincus des inconvénients du procédé de Depaul, lui substituèrent un point de repère plus fixe tant au point de vue anatomique que clinique. S'il existe, en effet, des variations anatomiques au point de vue de la situation exacte de la symphyse pubienne dans ses rapports avec les deux pôles du corps, ces variations sont à peine appréciables, et après l'accouchement, rien n'est plus facile que de trouver le bord supérieur de la symphyse, qui d'ailleurs n'est pas exposée aux changements que subit l'ombilic

(1) SERDUKOFF, *The Edinburgh med. J.*, 1875, p. 965.
(2) WIELAND, Thèse de Paris, 1858.

selon l'état de réplétion ou de vacuité des réservoirs, selon le degré de tympanisme intestinal, d'embonpoint individuel, etc. De plus, le bord de la symphyse étant un des points par lesquels passe le plan du détroit supérieur, forme une base importante et utile à connaître, tant au point de vue clinique qu'au point de vue purement scientifique. Dépassant la symphyse en bas, l'utérus devient organe pelvien, laisse d'être abdominal, et comme nous le verrons par la suite, une fois arrivé dans l'excavation, son évolution rétrograde est presque accomplie, point important à connaître et à retenir pour l'accoucheur.

Autefage (1), élève de Depaul, employa une méthode nouvelle pour l'appréciation de la hauteur totale de l'utérus après l'accouchement. Il fait remarquer que, par le procédé de Wieland, il y avait une partie assez considérable de l'utérus qui échappait aux mensurations. Voici d'ailleurs ce qu'il dit dans sa thèse : « Cet instrument, que j'appellerais volontiers hystéromètre externe, est un compas, dans le genre du compas de Baudelocque, mais avec cette différence que les branches en sont moins recourbées et surtout que la branche externe supporte une autre longue branche qui, à volonté, en augmente la longueur. Un curseur, une échelle complètent l'instrument ; le maniement en est facile. Il suffit d'introduire l'index de la main droite dans le vagin, et la partie inférieure du col bien sentie par la pulpe de son doigt, on fait glisser sur la face palmaire la branche interne de l'instrument. Très facilement on la maintient au contact du col, l'introduction n'en est point douloureuse, quelque effroi qu'il ait d'abord inspiré. »

(1) AUTEFAGE, Thèse de Paris, 1869.

Bouchacourt (1) et ses élèves Philippeaux, Marduel, Morin et Jacquet, firent, à la clinique de la Charité, leurs mensurations à l'aide d'un compas d'épaisseur, une des pointes appuyée sur le bord supérieur de la symphyse pubienne, la deuxième sur le fond de l'utérus.

A ces deux méthodes, méthode de Wieland, méthode d'Autefage ou de l'hystérométrie externe, à l'aide desquelles les auteurs qui se sont occupés de cette question firent leurs recherches, vint s'ajouter en 1880 un troisième procédé, grâce aux consciencieux travaux de Sinclair (2), de Boston et de Charpentier (3) en France. Ces auteurs ayant remarqué, à juste titre, que par les procédés antérieurs on ne pouvait jamais avoir les dimensions exactes d'une cavité utérine ; que l'on obtenait la mensuration des parois de l'utérus (et encore à travers des parois abdominales), firent usage de l'hystéromètre de Walleix et substituèrent, à l'hystérométrie externe d'Autefage, l'hystérométrie proprement dite. Par leurs procédés, ils se mettaient à l'abri de nombreuses causes d'erreurs que l'on a toujours eu soin de reprocher aux procédés de mensuration externes. Nous verrons dans un instant ce que nous pensons de ces différentes méthodes et de leur utilité scientifique et surtout clinique.

Pour terminer l'énumération des procédés de mensuration, nous allons y ajouter le nom des auteurs qui se sont occupés de la question et du choix des procédés auxquels ils ont donné leur préférence :

(1) Bouchacourt, in *Dict. encycl. de Sciences méd.*, art. : Couches, p. 409.
(2) Sinclair, *Transactions American gynecological Society*, 1880.
(3) Charpentier, *Traité d'accouchement*, t. I, p. 555, 1888.

Garipuy (1), élève de Depaul, se contenta de mesurer la hauteur sus-pubienne et négligea le procédé de son maître : pelvimètre de Baudelocque modifié.

Avrard (2), Milsom (3) employèrent l'hystérométrie. Ce dernier auteur se montra absolument sévère pour tous les autres procédés, les qualifiant d'inexacts et peu scientifiques, ce qui ne l'empêcha pas d'arriver aux mêmes conclusions que ses prédécesseurs !

Ganzinotty (4), après une étude sérieuse des différentes méthodes, se contenta du procédé sus-pubien. Un simple double-décimètre en bois suffit (5). Voici d'ailleurs son propre exposé : « le manuel opératoire qui est d'une exécution rapide : il s'agit de mesurer la distance qui sépare la partie moyenne de l'utérus du bord supérieur de la symphyse pubienne ; ces deux points de repère sont déterminés par la palpation ; l'extrémité inférieure du double-décimètre étant appuyée contre le point de repère fixe, on projette sur lui le niveau du fond de l'utérus : on fait la lecture de la hauteur ainsi déterminée. Une telle mensuration n'est pas exempte d'erreurs légères ; mais avec la dextérité que donne la pratique journalière de ce petit manuel opératoire, il est certain qu'on peut arriver à ne pas commettre des erreurs de plus d'un demi-centimètre. » Behier, Schneider, Pfannkuch, Serdukoff, Silvie (6), ont employé la mensuration sus-pubienne.

(1) GARIPUY, *Revue méd. de Toulouse*, p. 228, 1875.
(2) AVRARD, Thèse de Paris, 1880.
(3) MILSOM, Thèse de Lyon, 1881.
(4) GANZINOTTY, Thèse de Nancy, 1882.
(5) GANZINOTTY, Thèse de Nancy, p. 10, 1882.
(6) SILVIE, Thèse de Paris, 1898.

§ 1. — Critique des procédés de mensuration.

I. Le premier procédé du professeur Depaul qui consiste à prendre comme point de repère l'appendice xyphoïde et surtout l'ombilic, nous a paru le plus trompeur ; en effet, nous avons déjà fait remarquer combien est variable la situation de la cicatrice ombilicale, elle n'occupe que rarement la distance moyenne de la ligne xypho-pubienne ; de plus, l'appendice xyphoïde n'est pas toujours suffisamment résistant chez la femme pour pouvoir le délimiter aisément. Etant donné la laxité des parois abdominales après l'accouchement, on peut presque à volonté faire varier la position de l'ombilic avec le fond de l'utérus.

II. Le procédé de Depaul-Autefage avec l'aide du pelvimètre de Baudelocque, modifié par Depaul, nous semble d'une application difficile et partant plus susceptible de provoquer l'infection : il est, en effet, peu aisé d'aller au fond du vagin reconnaître le col mou, se confondant par sa consistance avec les parois vaginales, de pouvoir délimiter avec exactitude sa lèvre et d'y maintenir immobile avec l'index droit la branche interne du pelvimètre.

Quiconque a pratiqué le toucher après l'accouchement a constaté combien il est difficile de bien délimiter les lèvres du col, disparues complètement pendant les périodes d'effacement et de dilatation, les lèvres sont toujours plus ou moins contuses, déchirées même, et on prend aisément une des lèvres d'une déchirure latérale pour une des lèvres du col ; de plus, le col, il nous a semblé au cours de nos recherches, n'est pas tout à fait délimité, il ne reprend ses caractères propres que vers le 3e ou 5e jour du post-partum. Ainsi, avec cette méthode, on veut supprimer cette faute de ne pas admettre dans la mensuration la partie sous-pubienne de l'utérus, le col et le segment inférieur ; il nous semble que c'est une illusion que de croire qu'avec ce procédé on se met à l'abri de cette erreur. Combien il est difficile, nous le répétons à plaisir, de bien délimiter le col et combien de fois ne prend-on pas l'anneau de Bandl pour la partie résistante de ce col, qui n'existe pas ou qui est tout à fait ramolli, méconnaissable.

III. La méthode de Sinclair-Charpentier est sans doute la plus exacte pour apprécier la hauteur de la *cavité du corps*, nous insistons sur ce point, cela se comprend et se déduit logiquement de ce que nous venons de dire à propos du procédé de Depaul-Autefage.

Dans les premiers jours qui suivent l'accouchement, la cavité cervicale n'existe pas, l'orifice externe du col est malaisé à délimiter ; l'interne offre moins de difficultés, il est revenu sur lui-même, offrant toutefois un diamètre assez grand. Il est donc impossible, dans ces conditions, de bien mensurer la longueur de la cavité cervicale. En est-il de même pour la cavité du corps ? Celle-ci est plus facilement mesurée, mais le manuel opératoire est plein de risques, et il faut agir avec certaines précautions, sous peine d'avoir des résultats tout aussi faux que par n'importe quel autre procédé, et d'aboutir à de funestes conséquences si l'on ne s'entoure pas des règles les plus sévères de l'asepsie et de l'antisepsie. Depuis les recherches de Sinclair-Charpentier (1880), Milsom (1881), nous n'avons trouvé aucun travail dans lequel on eut employé l'hystérométrie ; *nous croyons donc que les résultats obtenus par les auteurs cités soit entachés d'un peu d'infection,* nous voulons dire de quelques erreurs dans leurs chiffres, et nous ne pouvons mieux faire pour soutenir notre thèse que de citer textuellement Charpentier : « Ce procédé est incontestablement supérieur, mais au moment où elle a été pratiquée, l'hystérométrie elle-même ne pouvait donner que des résultats approximatifs. L'antisepsie obstétricale n'était pas encore instituée rigoureusement, et il est incontestable qu'en ce qui a trait spécialement à mes recherches personnelles, un grand nombre de femmes que l'on considérait alors comme bien portantes seraient regardées aujourd'hui (1888) sinon comme des malades, du moins comme n'étant pas en voie de réparation absolument physiologique. *L'involution utérine pouvait donc avoir subi un ralentissement assez notable chez quelques-unes de ces femmes, et les moyennes peuvent ainsi avoir été un peu forcées.* »

Les recherches de Sinclair ont porté sur 108 femmes et elles ont été pratiquées le 17e jour ; celles de Charpentier (1) sont au nombre de 83 et ont été faites le 14e jour ; et enfin les 64 observations de Milsom (2) ont été pratiquées en moyenne le 11e jour. Il nous semble que, malgré tout l'intérêt de leurs recherches, on ne peut pas tirer de conclusions absolues sur un nombre assez restreint de mensurations faites sur une même femme.

Les auteurs précités ont tous employé la même technique : femmes placées en position obstétricale, introduction d'un spéculum de Cusco, pince de Museux sur le col ; nous croyons que cette méthode présente une cause sérieuse

(1) In thèse AVRARD, 1880.
(2) MILSOM, Thèse de Lyon, 1881.

d'erreur : en effet, la mobilité de l'utérus fait qu'il se prête admirablement à obéir à la moindre traction exercée sur le col, il va descendre plus ou moins dans le vagin, changer de situation et donner des résultats inexacts. A cette cause d'erreur, que l'on peut, néanmoins, il nous semble, éviter en employant une autre méthode de cathétérisme utérin, viennent s'ajouter les risques de l'infection et de la perforation, qui peuvent exister malgré les soins méticuleux que l'on ait pris pour appliquer les règles de l'antisepsie et de l'asepsie et éviter toute infraction à ces règles. Les anciens auteurs qui ne connaissaient pas le danger de l'introduction des germes pathogènes dans la cavité utérine avaient, par contre, insisté sur les dangers de la perforation. Courty (1) avait proscrit le cathétérisme dans les premières semaines qui suivent l'accouchement.

Dupuy (2) mentionne dans son travail 17 cas de perforation de l'utérus par l'hystéromètre; il suffit de connaître l'existence de ces cas malheureux pour être prudent et surtout sobre du cathétérisme utérin après l'accouchement, où l'amincissement des parois utérines est considérable et où toutes les conditions favorables à la perforation existent. Nous ne voulons pas bannir l'hystérométrie des moyens d'exploration en gynécologie, où elle rend d'assez grands services, mais, par contre, nous croyons qu'en obstétrique il n'existe pas une indication thérapeutique ou diagnostique pour qu'elle fût employée.

IV. Ganzinotty (3) se servit, pour faire ses mensurations, d'un simple double-décimètre en bois; ce procédé, exempt

(1) Courty, *Traité des maladies de l'utérus et des annexes*, p. 10.
(2) Dupuy, Thèse de Paris, 1874.
(3) Ganzinotty, Thèse de Nancy, 1882.

de tout danger, ne l'est pas des erreurs d'interprétation assez considérables, et nous croyons que, même avec « la dextérité que donne la pratique journalière », on ne s'en met pas à l'abri. Le même reproche faisons-nous au ruban métrique. Il est difficile, avec une règle en bois, de pouvoir prendre les dimensions de l'utérus, qui se cache plus ou moins sous la paroi abdominale plus ou moins convexe, elle ne se prête pas à suivre cette convexité de la paroi et ne s'enfonce pas, pour ainsi dire, dans cette paroi pour bien délimiter le fond de la matrice. Avec le ruban métrique qui peut se plier et contourner mieux les parois abdominales, on s'expose à avoir des différences de plusieurs centimètres lorsque la femme présente de l'embonpoint : on fait une ligne courbe convexe qui sera, bien entendu, plus longue qu'une ligne droite.

§ 2. — Choix et manuel opératoire des procédés que nous avons adoptés.

Nous avons suivi, dans nos recherches, deux méthodes : la mensuration sus-pubienne et l'hystérométrie ; nous avons seulement modifié quelque peu le manuel opératoire employé déjà par les auteurs ci-dessus cités.

I. **Mensuration sus-pubienne.** — C'est le procédé clinique et pratique par excellence. Grâce à lui, on peut suivre centimètre par centimètre la matrice dans sa marche rétrograde ; il n'expose à aucune complication septique ; il est, de plus, au point de vue purement scientifique, parfaitement suffisant ; nous reviendrons, plus tard, sur ce point spécial.

Ces avantages n'empêchent qu'il existe quelques points qui puissent entacher d'erreurs les résultats ; mais il suffit d'être prévenu pour savoir les éviter.

Quels sont ces points ?

1° INFLUENCE DES RÉSERVOIRS. — a) *Vessie.* — Elle est banale à force d'être fréquente l'influence de l'état de réplétion de la vessie sur la situation du globe utérin, et ce fait est surtout frappant dans les heures qui suivent la délivrance, alors que la rétention d'urine est presque toujours la règle. En arrivant auprès d'une accouchée chez laquelle on trouve le « globe de sûreté » au-dessus de l'ombilic, même sous les fausses côtes, on peut diagnostiquer une rétention d'urine, diagnostic qui sera confirmé par la percussion et la délimitation du globe vésical bien distinct pourtant comme situation et comme consistance de l'utérus. Sondons cette femme, nous constaterons l'énorme quantité d'urine contenue dans la vessie ; palpons ensuite, et l'utérus, qui tout à l'heure était introuvable, vient se mettre sous notre main, au-dessous de l'ombilic.

Pfannkuch dans son minutieux travail de la clinique de Marbourg a bien démontré ce fait et arriva à des conclusions presque mathématiques : 100 *centimètres cubes, en moyenne, d'urine élevaient le fond de l'utérus de* 0 c. 953. Ses recherches ne s'arrêtent pas là ; il met en évidence que l'élévation du fond de l'utérus se fait selon une progression géométrique, à mesure que le volume de la vessie suit une progression arithmétique. L'utérus s'élève plus ou moins dans la cavité abdominale, mais il ne change pas dans ses dimensions. Nous avons pris souvent les dimensions transversales avant et après la miction et elles étaient toujours les mêmes ; ce qui a été d'ailleurs bien démontré par des expériences concluantes entreprises par Pfannkuch. Ce même auteur a de même réfuté l'opinion de Winckel qui admettait une augmentation de volume de l'utérus par une véritable stase sanguine d'origine mécanique, qui serait suivie d'hémorragie. On comprend, en effet, difficilement comment la vessie en se distendant peut comprimer les vaisseaux utérins ; au fur et à mesure que son volume augmente, elle s'éloigne d'autant de l'excavation pelvienne et devient de plus en plus un organe abdominal. L'utérus est déplacé, grâce à la laxité de ses moyens d'attache, mais non comprimé. Pfannkuch n'a du reste jamais constaté, au cours de ses expériences d'hémorragies passives.

b) *Rectum.* — La coprostase est de même très fréquente aussi dans les suites de couches. Si elle est moins constatée que la rétention d'urine, c'est grâce à l'habitude que l'on a maintenant dans les maternités de donner des lavements journaliers aux femmes qui ne se présentent pas spontanément à la garde-robe ; telle est au moins la pratique dans le service de mon maître Maygrier.

On comprend, étant donnés les rapports anatomiques du rectum et de l'utérus, que l'accumulation des matières fécales peut influencer sur la situation de l'utérus qui ne pourra occuper sa situation véritable dans l'excavation.

Nous avons toujours fait nos mensurations le matin, à peu près à la même heure, après que les malades avaient vidé leur vessie et leur ampoule rectale. Nous nous sommes mis à l'abri des erreurs que l'état de réplétion de ces organes peut faire commettre.

Lorsqu'une femme avait un peu de ballonnement du ventre, un léger état saburral, lorsque son lavement avait été oublié par l'infirmière, nous avons préféré nous abstenir de notre mensuration, ou nous l'avons faite plus tard.

2° Influence des déplacements de l'utérus. — On sait que dans 79 p. 100 des cas l'utérus occupe pendant la grossesse le côté droit, et qu'il conserve cette situation dans les suites de couches. Nous n'allons pas rentrer dans l'explication de ce fait ou tout au moins énumérer les diverses théories proposées (Mme Boivin, Pajot, etc.). Nous voulons tout simplement attirer l'attention sur une cause d'erreur possible dans l'appréciation du diamètre vertical dans ces cas de latéro-déviations. On ne doit pas prendre la hauteur sur la ligne médiane sans avoir au préalable réduit la déviation ; ou prendre la hauteur en suivant l'axe d'inclinaison et non l'axe vertical.

A côté de ces latéro-déviations, l'utérus peut pendant son retrait subir des déviations dans le sens antéro-postérieur ; il faut cependant savoir que l'utérus normal est en légère antéversion, lorsque cette antéversion normale est trop accentuée, on pourrait prendre pour le fond de l'utérus la face postérieure, et de là, une erreur dans l'interprétation des mensurations. La rétroversion par le phénomène inverse peut exposer aux mêmes erreurs ; il faut se méfier des retraits extra-rapides ; dans ce cas, il faut aller constater la situation exacte de la matrice par le palper combiné.

Milsom (1) parle d'un véritable mouvement de piston de l'utérus, c'est un double mouvement de descente et d'élévation qui se produirait vers le 4e et le 10e jour ; nous n'avons pas constaté ce mouvement et nous croyons que

(1) Milsom, Thèse de Lyon, 1881.

ces élévations brusques sont plutôt dues à l'état de réplétion de la vessie ou du rectum.

3° Influence de la forme de l'utérus. — Il faut par un palper délicat bien reconnaître la forme normale de l'utérus ; on pourra alors facilement reconnaître une déformation utérine quelconque (utérus bicorne, etc.). Parfois la forme normale de la matrice est modifiée par la présence d'une *tumeur fibreuse* ou d'une autre nature, qui n'avait pas été suffisamment délimitée, ou qui était passée inaperçue pendant la grossesse et qui devient très apparente après la sortie de l'arrière-faix.

4° Influence des lésions des organes pelviens. — Lorsqu'il survient une complication septique des annexes ou un phlegmon du ligament large, il est bien entendu que la présence d'une collection purulente (pyosalpinx, phlegmon), faisant saillie dans l'excavation, apportera un obstacle au retrait utérin, il faut en tenir compte pour ne pas croire à un arrêt dans l'involution, arrêt qui, en réalité, n'existe pas. Nous croyons cependant que dans ces différents cas, la porte d'entrée des microbes pyogènes étant la surface utérine, il existe une légère infection locale qui se traduit par un arrêt momentané de la marche rétrograde de l'utérus; nous y reviendrons en détail dans un chapitre spécial.

5° Influence de l'épaisseur des parois. — Il est incontestable que l'embonpoint exagéré de certaines femmes, surtout de grandes multipares, ou des primipares obèses, peut parfois être un obstacle assez sérieux à la délimitation exacte du fond de l'utérus ; mais il est bien exceptionnel que, avec l'aide d'un peu de patience, on n'y arrive pas. De plus, lorsqu'on fait des mensurations quotidiennes, la même cause d'erreur existant pour toutes les mensurations, le résultat pourrait ne pas être erroné.

Signalons aussi l'éventualité inverse à la précédente : certaines femmes ont *si bonne étoffe* musculo-cutanée, pour parler le langage de Verneuil, qu'elles présentent des parois rigides, « dures comme du bois, à travers desquelles il est malaisé de bien limiter la matrice ».

Nous avons déjà dit un mot du *tympanisme*. Ajoutons que parfois sa présence n'est pas un obstacle. Nous avons observé un cas absolument remarquable : il s'agissait d'une jeune multipare, quatre grossesses à terme avec suites parfaitement normales et qui présenta, durant son séjour à l'hôpital, un ballonnement très marqué du ventre qui ne céda ni aux lavements, ni aux purgatifs, etc. ; malgré cela, cette femme présentait une telle laxité des parois que nous pouvions, tous les matins, refouler par en haut ses anses intestinales distendues par les gaz sans que cela occasionnât le moindre obstacle à la constatation du retrait utérin et à la mensuration de la hauteur sus-pubienne. La parturiente aurait présenté le même ballonnement à toutes ses couches.

Quelques femmes à réactions réflexes intenses et à sensibilité exagérée présentent des *contractions abdominales réflexes* qui peuvent à un examen rapide opposer un obstacle ; mais il suffit de palper lentement et pendant un certain temps pour que le phénomène disparaisse complètement.

Nous venons de passer en revue les différentes causes d'erreurs invoquées par les auteurs et qui peuvent entacher d'inexactitude les résultats obtenus par la méthode sus-pubienne ; nous avons, il nous semble, indiqué aussi le moyen de les éviter et les résultats obtenus peuvent avoir la rigueur scientifique.

Nous n'avons employé dans nos mensurations ni le double-décimètre en bois, ni le ruban métrique, nous nous sommes servi du compas du professeur Budin qui permet de prendre la hauteur véritable du diamètre vertical de l'utérus. Une des branches est appuyée sur le bord de la symphyse pubienne, et avec l'autre on déprime fortement la paroi abdominale, on arrive à sentir si facilement l'utérus qu'on croit le toucher directement. Nous avons essayé avec l'aide d'autres compas, du pelvimètre de Perret et aucun ne nous a donné des résultats aussi constants. De plus, aucun n'offre un maniement aussi simple que le compas du professeur Budin qui a, de plus, l'avantage de permettre de prendre aussi le diamètre transversal.

II. **Hystérométrie.** — Nous avons, plus haut, insisté suffisamment pour qu'il ne soit pas nécessaire d'y revenir sur les dangers du cathétérisme et sur les soins, la prudence que l'on doit avoir pour éviter tout accident.

Lorsque nous avons conçu le plan de ce travail, nous comptions pouvoir fournir dans toutes nos observations les dimensions de la cavité utérine prises avec l'hystéromètre et celles obtenues par la mensuration sus-pubienne. Nous avions eu aussi l'espoir de pratiquer l'hystérométrie tous les jours, de façon à réunir un nombre très considérable de mensurations internes et externes. Lorsque nous avons mis notre idée en pratique, nous avons constaté mille obstacles à la réalisation de notre plan ; cependant, nous sommes parvenu à faire 28 observations dans lesquelles les mensurations externes et internes ont été prises. Ce nombre nous a paru suffisant et nous avons pu ainsi nous convaincre que si réellement il existe une différence dans les résultats obtenus par les deux méthodes, elle n'a qu'un intérêt purement scientifique. Nous donnerons dans un autre chapitre nos résultats et nous comparerons avec ceux des autres auteurs et nous mettrons en évidence les différences.

Avant d'indiquer sommairement la technique suivie par nous, nous avons hâte de dire que nous n'avons jamais eu aucun accident, pas la moindre élévation de température, et ce résultat aurait pu nous engager à poursuivre l'application de la méthode pour toutes nos parturientes, mais nous avons préféré nous abstenir. Nous préférons que l'on nous appelle timide et timoré en matière de cathétérisme utérin dans les suites de couches. Nous n'allons pas aussi loin que M. Crédé (1), qui proscrivait la plus insignifiante manœuvre, le toucher explorateur, et qui donnait le précepte suivant : *Il faut proscrire ou tout au moins réduire au minimum les explorations internes chez les parturientes.*

Nous remercions notre maître Ch. Maygrier qui a bien voulu nous accorder son autorisation pour entreprendre nos recherches et nous avons l'espérance de ne pas en avoir abusé.

Nous nous sommes abstenu de pratiquer l'hystérométrie dans les cas où nous avions le moindre soupçon d'infection possible ; c'est ainsi que dans les cas de rupture prématurée des membranes, de déchirures vulvo-périnéales, de vaginite granuleuse, etc., nous n'avons pas pris les dimensions

(1) Crédé, *Ann. gynéc.*, p. 267, 1895.

de la cavité utérine. Nous avons dit plus haut que nous n'avions pas suivi la même technique que Charpentier, Avrard, etc., et tous les auteurs qui ont appliqué l'hystérométrie à l'étude de l'involution. On sait en effet que l'on peut procéder à un cathétérisme utérin de deux façons avec ou sans spéculum; nous avons préféré le second procédé pour plusieurs raisons. Nous ne pouvons mieux faire pour énoncer notre pensée que de transcrire l'opinion autorisée de M. Delbet (1). « Je pense qu'il y a beaucoup d'avantages à faire l'hystérométrie sans spéculum. Si l'on se sert d'un spéculum et surtout d'un spéculum bivalve, le manche de l'hystéromètre ne peut être incliné dans tous les sens ; il en résulte que si l'utérus n'est pas dans l'axe du vagin, et il s'en écarte le plus souvent, il sera obligé de se déplacer pour laisser passer le cathéter. Ce redressement n'est pas toujours sans inconvénients, et ce qui est très fâcheux, on ne s'aperçoit pas qu'il se produit.

« Au contraire, si on fait le cathétérisme sans spéculum, on peut incliner le manche de l'hystéromètre de façon que son extrémité s'accommode aux déviations du canal utérin. En outre, le doigt introduit dans le vagin, suit la marche de l'instrument, il sent si sous son influence l'utérus se déplace, se redresse. »

Tout le monde connaît le manuel opératoire de l'hystérométrie sans spéculum, il nous semble superflu de le décrire en détail. Nous nous limiterons à indiquer quels obstacles l'opérateur trouvera et qui font que ce procédé de mensuration est un peu plus délicat et difficile.

Immédiatement après la délivrance, le col de l'utérus

(1) Delbet, *Traité de chirurgie*, t. VIII, p. 85.

est plus ou moins déformé, il descend dans le vagin, surtout chez les multipares, et il n'est pas rare de le voir atteindre l'orifice du vagin tout de suite après la sortie du placenta. L'orifice externe du col est largement perméable et difficilement reconnu au fond du vagin.

Ces conditions toutes spéciales offrent des difficultés, il faut en être prévenu pour ne pas commettre d'erreurs ou ce qui est plus grave, d'accidents. Nous insistons de nouveau sur la mollesse des parois vaginales et utérines, cette particularité si spéciale aux suites de couches est aussi une indication importante pour préférer le cathétérisme sans spéculum.

Nous savons bien qu'aujourd'hui, les chirurgiens proclament de plus en plus, et ils ont raison, le précepte de « se faire du jour », de bien voir ce que l'on fait pour bien faire ; mais en obstétrique, *il faut aussi savoir toucher*, pour savoir ce que l'on fait ; le doigt vaginal qui accompagne l'hystéromètre sent les obstacles et dirige l'instrument dans la bonne voie ; de plus, il est difficile de bien voir au fond d'un vagin pourvu d'un spéculum et rien ne vaut ici la pulpe de l'index.

III. **Toucher combiné.** — Aux deux procédés d'exploration, mensuration sus-pubienne, hystérométrie, nous avons ajouté l'examen bi-manuel qui occupe aujourd'hui, on le sait, la place la plus importante dans l'exploration utérine. Grâce à lui, nous nous sommes rendu compte : 1° de la déviation utérine ; 2° de la forme ; 3° de la consistance ; 4° de la mobilité et surtout, ce qui est plus important, de ses *dimensions*. En effet, dans nos observations avec recherches des dimensions de la cavité utérine, nous nous sommes convaincu des précieux renseignements donnés par l'examen bi-manuel, nous l'avons appliqué avant que de pratiquer le cathétérisme utérin, et l'erreur est vraiment insignifiante en clinique.

Nous avons donc pratiqué systématiquement le toucher combiné chez toutes les femmes au moment où elles quittaient l'hôpital, et nous croyons que cette méthode doit compléter l'étude des mensurations.

Wieland (1), Autefage (2) employèrent le simple toucher vaginal, et le toucher rectal pour examiner et suivre la marche de l'involution.

Comme plusieurs de ces femmes accouchées à l'hôpital reviennent à la consultation de nourrissons qui est annexée à la maternité de la Charité, nous avons eu l'occasion de les examiner à nouveau plusieurs jours ou plusieurs semaines après leurs couches.

En résumé, par l'hystérométrie nous avons mesuré la cavité utérine ; avec le compas du professeur Budin, la hauteur sus-pubienne et le diamètre transversal de l'utérus ; par l'examen bi-manuel nous avons constaté la consistance, la forme, la situation de l'utérus en même temps que sa sensibilité.

Voici maintenant comment nous avons procédé dans nos recherches : Nous avons pris la dimension de la cavité utérine après la délivrance et les dimensions extérieures de l'utérus ; puis tous les jours les diamètres externes, et aussi souvent que possible les dimensions internes. Nous avons noté les dimensions du col et celles du corps séparément ; cette partie de notre travail est peut-être incomplète,

(1) WIELAND, Thèse de Paris, 1858.
(2) AUTEFAGE, Thèse de Paris, 1869.

mais nous avons déclaré qu'il est difficile de ne pas se tromper dans l'appréciation de la longueur du col et de la cavité cervicale.

Nous avons procédé à nos recherches sans aucune idée préconçue, nous n'avons pas voulu nous suggestionner par la lecture des chiffres des auteurs ; nous exposons nos chiffres tels que nous les avons marqués au lit des parturientes.

Nous avons noté l'état de primiparité ou de multiparité, l'âge des femmes, le terme de la grossesse, la durée du travail, la présentation, le poids de l'enfant et du placenta, les opérations obstétricales, la spécificité, la tuberculose, les cardiopathies, l'albuminurie et enfin le mode d'allaitement.

CHAPITRE IV

NOTIONS D'ANATOMIE

Le titre de ce chapitre pourrait faire croire que nous allons entrer dans l'étude approfondie de l'anatomie de la matrice; nous voulons seulement rappeler quelques détails sur les dimensions de cet organe chez les vierges et les nullipares d'une part, chez les multipares d'autre part. Nous rappellerons les énormes dimensions atteintes par lui à la fin de la gestation. Ces notions nous semblent indispensables pour bien comprendre les phénomènes de la régression utérine, et aussi pour bien montrer que l'utérus, une fois qu'il a donné asile à un ovule fécondé, perd ses caractères primordiaux, et, de ce fait, acquiert de nouveaux caractères morphologiques qui deviennent après l'expulsion du produit de conception tout à fait normaux. Un grand nombre des détails qui vont suivre sont empruntés à M. Rieffel, dans son admirable article : « L'appareil génital de la Femme (1). »

Forme. — L'utérus présente chez la *vierge et la nullipare* une forme conoïde, à sommet tronqué inférieur, qu'on

(1) Rieffel, *Traité d'anatomie de* Poirier, t. V, fasc. I.

a comparée à celle d'une *poire tapée*. A peu près à égale distance de la base et du sommet de ce cône aplati se trouve un léger étranglement que l'on nomme l'*isthme de l'utérus*, divisant l'organe en deux parties fondamentales : l'une supérieure, le *corps* ; l'autre inférieure, le *col*. Le corps présente une forme conoïde et quelquefois triangulaire. Le col rappelle assez bien un segment cylindroïde.

Chez la *multipare*, la distinction fondamentale entre le col et le corps se conserve, mais le corps devient globuleux, perd sa forme triangulaire ; le col tend à s'étaler ; l'isthme devient un peu moins net et, dans son ensemble, l'utérus rappelle deux cônes inégaux adossés par leur sommet tronqué, point qui siège toujours au-dessous de la partie moyenne de l'utérus.

Configuration extérieure. — *Corps.* — On considère au corps de la matrice deux faces, antérieure et postérieure, deux bords et deux angles latéraux, un angle inférieur et un bord supérieur ou fond.

C'est ce dernier qui présente les plus grandes différences selon l'état de vacuité, autrement dit de nulliparité ou de multiparité.

Chez les *vierges et nullipares*, ce bord supérieur *ou fond de l'utérus* est rectiligne, presque tranchant ou à peine convexe ; il *est de niveau* avec les trompes qui viennent s'aboucher au niveau de ses deux extrémités.

Chez *la multipare*, au contraire, ce bord devient fortement arrondi. Nous savons déjà que le corps, de triangulaire devient globuleux, et transversalement, il est *fortement convexe* ; il en résulte qu'il ne sera plus au même niveau avec l'embouchure des trompes, qu'il dépassera ce niveau et d'autant plus que la femme a eu un nombre plus considérable d'enfants, pouvant même le dépasser de 1 centimètre.

Ce caractère anatomique est très important à connaître en médecine légale, et il faut l'avoir toujours présent à l'esprit.

Col. — Si le corps varie avec la grossesse et l'accouchement, c'est au niveau du col que l'on trouve le plus grand nombre de changements et de traces imprimés par la vie génitale de la femme.

Nous nous limiterons à rappeler la forme de l'*orifice externe* qui, *de circulaire qu'il était chez la vierge*, devient *transversal chez la femme pare*, offrant des incissures sur les lèvres de la fente, surtout à gauche, en raison de la fréquence de la présentation en O. I. G. A., pour devenir encore plus méconnaissable chez la multipare qui présente un *large orifice béant de presque* 1 *centimètre et demi* dans le sens transversal.

Chez les grandes multipares, « celles qui ont eu huit à dix enfants, il semble que le *col soit absorbé par le corps* : il est remplacé par un large orifice, entouré de tubercules et de dépressions de toutes dimensions, disposition qui donne au doigt une sensation analogue à celle du cancer » (de Sinéty).

Poids. — En prenant comme moyenne du poids de l'utérus d'une femme pare 60 grammes, sans tenir compte des chiffres donnés par Krause et Helme, 105 à 120 grammes, on se rend compte de l'énorme déperdition de poids que subit la matrice pendant son retrait, puisqu'elle doit perdre de 940 grammes à plus de 1.200 grammes en 8 à 15 jours.

Poids de l'Utérus.

État de Vacuité		*Après la Délivrance*		
NULLIPARES	MULTIPARES	DEPAUL	NOEGELÉ	TARNIER ET BUDIN
40 gram.	55 à 60 gram.	600 à 800 gram.	750 à 1.000gram.	900 à 1.200 et 1.500gr.
—	—	—	—	—

Capacité. — M. Guyon (1) estime que la capacité utérine mesure de 3 à 5 centimètres cubes chez la vierge et de 5 à 8 centimètres cubes chez les multipares ; pour l'évaluer, cet auteur a pratiqué des injections solidifiables avec le mélange dit « à corrosion » que Sappey a remplacé par du mercure qui a l'avantage de ne pas distendre les parois ; ce dernier auteur est arrivé à des chiffres moins élevés, 2 à 3 centimètres cubes chez la nullipare, de 3 à 5 chez la multipare. La capacité de la matrice est de 1.000 centimètres cubes, 1 *litre* après la délivrance.

Dimensions. — Richet, Aran, Sappey, Guyon ont étudié les dimensions de l'utérus séparément chez la vierge, la nullipare et la multipare. M. Rieffel fait remarquer « qu'il est permis de confondre l'utérus des vierges et celui des femmes qui n'ont pas eu d'enfants, car les différences sont très minimes, sans intérêt pratique ».

Voici les tableaux résumant les dimensions données par les principaux auteurs :

(1) Guyon, *Étude sur les cavités de l'utérus à l'état de vacuité.* Thèse de doctorat, p. 129, 1858.

Hauteur de la cavité utérine.

	RICHET	ARAN	GUYON	SAPPEY	HENLE	WALDEYER	RIEFFEL
	mm.	mm.	mm.	mm.	mm.	mm.	mm.
Vierges.........	45	45	»	»	60 à 80	65	60
Nullipares......	55	47 à 65	54	52	60 à 80	65	60
Multipares......	60	50 à 66	62	57	90 à 100	75	70

Nous voyons les différences, plus ou moins sensibles, dans les résultats donnés par les différents observateurs tous de notoriété bien connue, pour fixer les dimensions des cavités de l'utérus sur la table de dissection; nous ne devons plus nous étonner de voir des écarts considérables quand il s'agit de fixer les dimensions pendant le retrait de la matrice.

Largeur de l'utérus.

	RICHET	ARAN	SAPPEY	HENLE	WALDEYER	RIEFFEL
	mm.	mm.	mm.	mm.	mm.	mm.
Vierges........	30	30	38			
Nullipares.....	45	44	40	30 à 50	35 à 40	40
Multipares.....	47	44	43	55 à 65	40 à 50	45

Épaisseur de l'utérus.

	SAPPEY	HENLE	WALDEYER	RIEFFEL
Vierges				
Nullipares	22mm	20 à 30mm	25 à 30mm	20mm
Multipares	26mm	30 à 35mm	30mm	30mm

Voyons quel accroissement énorme subit la matrice dans ses dimensions pendant la gestation :

Tableau d'après Cazeaux.

ÉPOQUE DE LA GROSSESSE	DIAMÈTRE VERTICAL	DIAMÈTRE TRANSVERSAL	DIAMÈTRE ANTÉRO-POSTÉRIEUR
3e mois	7 cm.	7 cm.	7 cm.
4e —	9 cm. 5	9 cm. 5	9 cm. 5
6e —	22 cm.	16 cm.	16 cm.
9e —	32 à 37 cm.	24 cm.	22 à 23 cm.

Tableau d'après Arthur Farre.

ÉPOQUE DE LA GROSSESSE	DIAMÈTRE VERTICAL	DIAMÈTRE TRANSVERSAL
3e mois	113 à 126 millimètres	101 millimètres
4e »	138 à 151 »	126 »
5e »	151 à 176 »	139 »
6e »	201 à 226 »	164 »
7e »	252 »	189 »
8e »	277 »	202 »
9e »	302 »	227 »

Nous connaissons maintenant la forme, la capacité, les dimensions de la matrice à l'état de vacuité, à la fin de la grossesse et après la délivrance ; nous pourrons mieux suivre la marche rétrograde de la matrice pour reprendre ses dimensions normales.

Nous empruntons à M. Rieffel le tableau suivant, où l'on peut se rendre compte des dimensions du col chez la vierge et chez la multipare :

			SAPPEY	HENLE	WALDEYER	RIEFFEL
			mm.	mm.	mm.	mm.
LONGUEUR	Vierges et Nullipares	Corps	30 à 34		40	35
		Col	26 à 30		25	25
	Multipares	Corps		40 à 45	45	45
		Col		20 à 25	30	25
LARGEUR	Vierges et Nullipares	Corps en haut	38	40 à 50	35 à 40	40
		Isthme		20 à 25		20
		Col à la part. moyen.	30			25
	Multipares	Corps en haut	43	55 à 65	40 à 60	45
		Isthme				30
		Col à la part. moyen.	30			30

« On voit que, chez la nullipare, le corps forme un peu plus de la longueur totale, tandis que, chez la femme qui a eu des enfants, il en représente les deux tiers. Le col dans les deux cas conserve sensiblement les mêmes dimensions. Néanmoins, chez la multipare, il perd souvent un peu de sa longueur. »

DEUXIÈME PARTIE

INVOLUTION NORMALE

CHAPITRE PREMIER

OPINIONS CLASSIQUES

Lorsqu'on consulte les traités modernes sur la marche et la durée de l'involution de l'utérus, on voit que tous ces traités répètent les conclusions tantôt de Wieland, tantôt d'Autefage, de Charpentier et de Sinclair; nous ferons exception pour M. Auvard (1), qui n'accepte que ses propres recherches.

Jules Guérin arrive aux conclusions suivantes : « Sur 16 des 21 cas, l'utérus était, après l'accouchement, *au niveau de l'ombilic ou un peu au-dessus* ; du 3e au 4e jour, il était descendu par un dégonflement non interrompu au niveau ou derrière le pubis.

(1) AUVARD, *Traité d'accouchements*, p. 327, 1898.

« Dans 5 autres cas que je considère *comme exceptionnels*, l'utérus dépassait le niveau du pubis de 4 à 5 travers de doigt ; mais, dans tous, moins un, le retrait s'est opéré *en 4 jours* ; dans le 5ᵉ, le retrait ne s'est opéré qu'en 6 jours, après 2 jours d'état stationnaire (1). »

Jacquemier établit que ce n'est qu'*après* 12 *ou* 15 *jours* que l'utérus est complètement caché dans le bassin.

Wieland (2) expose ainsi la conclusion de ses recherches : « Ce n'est que le 10ᵉ jour, en général, quelquefois le 11ᵉ, qu'il a disparu derrière la symphyse pubienne, mais il s'en faut de beaucoup encore, quoique la main n'atteigne plus l'organe par la paroi abdominale, que l'utérus ait repris ses conditions primitives », et comme corroboration de cette idée, il ajoute encore : « Jamais l'utérus n'était revenu complètement à son état antérieur à la 6ᵉ semaine, ni au 2ᵉ mois. » Voici les chiffres qu'il donne pour l'utérus après la délivrance et dans les heures qui suivent : « Aussitôt après l'expulsion des caillots qui suivent la sortie du placenta, l'utérus, devenu sphéroïde, dur, résistant, est contracté, il ne présente plus que 11 à 12 centimètres dans le sens vertical et 9 à 10 dans le sens transversal. (Wieland fixe les dimensions suivantes à la matrice au moment du travail, 20 à 22 centimètres pour le diamètre vertical, et 16 à 18 centimètres dans le sens transversal.) Au bout d'une demi-heure, et pendant les quelques heures qui suivent l'accouchement, le volume augmente : diamètre vertical, 13 à 14 centimètres ; diamètre transversal, 11 à 12. »

(1) Jules Guérin, *Gaz. des hôpitaux*, p. 349, 1858.
(2) Wieland, Thèse, p. 70-72.

Autefage (1) est arrivé aux résultats suivants sur 12 femmes, chez lesquelles les mensurations ont été prises dans les six premières heures qui ont suivi la délivrance :

Diamètre vertical . .	14 à 21 cm.	En moyenne	16 cm. »
Du pubis au fond de l'utérus.	9,5 à 17 cm.	—	12 cm. 4
Diamètre transversal.	9 à 15 cm.	—	12 cm. »

Sur 16 femmes, chez lesquelles la mensuration a été faite 6 à 12 heures après la délivrance :

Diamètre vertical . .	13 à 21 cm.	En moyenne	16 cm. 5
Du pubis au fond de l'utérus	9 à 15 cm.	—	12 cm. 5
Diamètre transversal.	9 à 15 cm.	—	12 cm. 5

Sur 7 femmes, chez lesquelles la mensuration a été faite de 12 à 18 heures après la délivrance :

Diamètre vertical . .	15 à 18 cm.	En moyenne	16 cm. 5
Du pubis au fond de l'utérus	12 à 17 cm.	—	13 cm. 4
Diamètre transversal.	9 à 16 cm.	—	13 cm. »

Sur 19 femmes, chez lesquelles la mensuration a été faite de 18 à 24 heures après la délivrance :

Diamètre vertical . .	13 à 22 cm.	En moyenne	16 cm. 2
Du pubis au fond de l'utérus	9 à 16 cm.	—	11 cm. 5
Diamètre transversal.	10 à 14 cm.	—	12 cm. »

(1) AUTEFAGE, Thèse, 1869, p. 17 et suivantes.

Voici le tableau construit par Autefage, d'après ses 60 observations sur les dimensions de l'utérus :

Tableau du retrait de l'utérus dans les premiers 12 jours qui suivent l'accouchement.

JOURS	HAUTEUR RÉELLE de l'utérus	*Idem* en chiffres ronds	DIFFÉRENCE SUR LA VEILLE	HAUTEUR DU PUBIS au fond	*Idem* en chiffres ronds	DIFFÉRENCE SUR LA VEILLE	LARGEUR DU CORPS	*Idem* en chiffres ronds	DIFFÉRENCE SUR LA VEILLE	MOYENNE DE LA SITUATION de l'ombilic
1er	16,3	16 à 16,5	»	12,5	12.5	»	12,5	12,5	»	13 cm. au-dessus du pubis. 14 » au-dessous de l'appendice xyphoïde.
2e	15,1	15	1 à 1,5	10,9	10,5 à 11	1,5 à 2	12,2	12,5	0,5	
3e	14,4	14 à 14,5	0,5 à 1	10	10	0,5 à 1	11,3	11 à 11,5	1	
4e	13,5	13,5	0,5 à 1	8,8	8,5 à 9	1 à 1,5	10,1	10 à 10,5	1	
5e	12,7	12,5 à 13	0,5 à 1	7,8	7,5 à 8	1	9,5	9,5	0,5 à 1	
6e	11,7	11,5 à 12	0,5 à 1	6,7	6,5 à 7	1	8,9	8,5 à 9	0,5 à 1	
7e	11,4	11,5	0,5 à 1	6,3	6 à 6,5	0,5	8,2	8 à 8,5	0,5	
8e	10,6	10,5	1	5,3	5 à 5,5	1	7,8	7,5 à 8	0,5	
9e	9	9 à 9,5	»	4	4 à 4,5	1	6,9	6,5 à 7	1	
10e	8	8 à 8,5	»	3	3 à 3,5	1	»	»	»	
11e	7	7 à 7,5	»	2	2 à 2,5	1	»	»	»	
12e	»	»	»	»	»	»	»	»	»	

Charpentier, qui étudia la marche de l'involution normale à l'aide de l'hystéromètre, arrive à des conclusions différentes qui sont exposées dans la thèse de son élève Avrard.

D'après lui (1) « après la sortie du fœtus et du délivre, l'utérus, grâce à sa rétractilité, présente une hauteur de 19

(1) AVRARD, Thèse, p. 56.

à 24 centimètres sur 10 à 11 de largeur. Mais la rétractilité ne suffit plus à expliquer la réduction ultérieure de volume que va subir l'utérus, et il faut des modifications intimes du tissu utérin pour que sa réduction totale puisse s'opérer. 12, 18, 24 heures après l'accouchement, l'utérus, au contraire, *semble augmenter un peu*, comme si la contractilité utérine ayant cessé de s'associer à la rétractilité, celle-ci avait en même temps perdu un peu de son énergie et comme si le tissu utérin était alors plus gorgé de sérosité. »

Charpentier et Avrard ont fait en moyenne l'hystérométrie le 14e jour. Nous voyons par le tableau ci-dessous quels sont les chiffres moyens trouvés par ces deux auteurs, d'après 84 mensurations qu'ils pratiquèrent avec l'hystéromètre :

Tableau de Charpentier et Avrard.

NOMBRE DE FEMMES		DIMENSIONS DE LA CAVITÉ UTÉRINE	
	7	De 6 à 7	
	13	— 7 à 8	
	28	— 8 à 9	
TOTAL	48	Moyenne	6 à 9
	11	De 9 à 10	
	12	— 10 à 11	
	10	— 11 à 12	
TOTAL	33	Moyenne	9 à 12

D'après ces mensurations, on peut constater que, le 14e jour du post-partum, la cavité utérine mesure environ 9 *centimètres*, c'est-à-dire 3 *centimètres* de plus qu'à l'état de vacuité et de nulliparité, « admettant à 6 centimètres et demi la hauteur de la cavité utérine à l'état de vacuité ». (Charpentier.)

Sinclair employa comme Charpentier, Avrard, Milsom de Lyon et Ganzinotty, de Nancy, la méthode des mensurations intrinsèques de l'utérus. Voyons les résultats de ses recherches sur 108 femmes, mensurations pratiquées en moyenne le 17e jour :

Tableau de Sinclair.

NOMBRE DE FEMMES	DIMENSIONS DE LA CAVITÉ UTÉRINE
46	De 6 à 7
25	— 7 à 8
21	— 8 à 9
TOTAL 92	Moyenne ..... 6 à 9
8	De 9 à 10
6	— 10 à 11
1	— 11 à 12
TOTAL 15	Moyenne ..... 9 à 12

On peut donc conclure, d'après les mensurations de Sinclair, que la cavité utérine est, le 17e jour, un peu plus grande qu'à l'état de vacuité, mais pas autant que le dit Charpentier.

Milsom groupe ses 115 observations pour établir le tableau suivant, comme étant celui du retrait normal :

NOMBRE DE FAITS qui ont servi à faire les moyennes	JOUR APRÈS l'accouchement	HAUTEUR DU FOND UTÉRIN au-dessus du pubis	LONGUEUR DE LA CAVITÉ utérine	DIFFÉRENCE SUR LA VEILLE pour l'abaissement du fond utérin
39 faits.	1er jour.	13,5	»	1,25
80 —	2e —	12,5	»	»
70 —	3e —	11	»	1,25
78 —	4e —	9,75	14	1,25
73 —	5e —	8,5	13,75	1,25
47 —	6e —	7,75	»	0,75
66 —	7e —	7,5	12,5	0
54 —	8e —	6,75	11,5	0,25
48 —	9e —	»	»	0,75
45 —	10e —	6	»	0,75
29 —	11e —	5,5	10	0,5

L'auteur fait suivre ce tableau des considérations suivantes (1) : « Nous voyons que le premier jour, le fond utérin s'élève en moyenne à 13 centimètres et demi au-dessus du pubis, et le lendemain il s'est déjà abaissé de plus de 1 centimètre. Autefage, qui s'est donné la peine de pratiquer ses mensurations de 6 heures en 6 heures après l'accouchement, a aussi noté une augmentation de volume de l'utérus à la 2e mensuration. »

« Donc, nous pouvons admettre en dernière analyse que ce n'est que pendant les 3 premiers jours que l'utérus décroît de 1 cm. 25 ; à partir du 4e jour, la diminution quotidienne est bien moindre, variant de 0 à 0 cm. 75

(1) Milsom, Thèse de Lyon, p. 45, 1881.

et étant en moyenne 0 cm. 45, un peu moins de un demi-centimètre. »

Nous disons dès maintenant, mais pour y revenir plus tard que, d'après nos propres recherches il nous a semblé, contrairement à l'opinion de Milsom et de Serdukoff, que c'est pendant les derniers jours que nous avons trouvé une diminution beaucoup plus considérable, allant parfois jusqu'à 2 centimètres. En effet, il est facile de constater ce fait de trouver aujourd'hui l'utérus dépassant la symphyse d'une façon appréciable au compas mensurateur, et le lendemain, il faut aller le chercher dans le bassin ou le délimiter à l'aide du toucher combiné.

Ganzinotty de Nancy, en examinant ses nombreuses observations, arrive à classer tous ses tracés en deux catégories (1). « Dans une première catégorie, le fond de l'utérus disparaît derrière le pubis du 11e au 12e jour des couches : c'est une *involution rapide.* »

« Dans une seconde catégorie, le fond utérin cesse d'être perceptible du 14e au 16e jour seulement : c'est une *involution lente.* »

M. Auvard examine 100 femmes par la palpation et le toucher le jour de leur sortie ; en établissant des moyennes avec les résultats de ses observations, il arrive aux chiffres suivants (2) :

(1) GANZINOTTY, Thèse, Nancy, p. 31.
(2) AUVARD, *Travaux d'obstétrique*, t. II, p. 359.

Tableau de M. Auvard.

JOURS DE SORTIE	NOMBRE DE CAS	HAUTEUR DE L'UTÉRUS
		cent.
7e jour	5	8
8e »	16	8,75
9e »	25	8,52
10e »	27	8,90
11e »	18	8,41
12e »	3	8,33
13e »	4	9
14e »	1	9
15e »	1	9

Comme le fait observer M. Auvard :

« Ces moyennes n'indiquent aucunement le retrait progressif de l'utérus, car si on les interprétait de la sorte, elles conduiraient à un contre-sens, l'utérus étant plus bas au *septième* jour qu'au *treizième* ou *quinzième.* »

« La seule conclusion légitime, ajoute-t-il, à tirer de ce tableau, et je n'en vise aucune autre ici, est d'ailleurs que du 7e au 15e jour l'utérus, loin de disparaître derrière la symphyse pubienne, se trouve à 8 ou 9 *centimètres au-dessus d'elle* (1). »

Voici les conclusions auxquelles aboutit M. Auvard :

« Que pendant la première semaine, c'est-à-dire les 7 premiers jours, l'utérus qui, après la délivrance, était *un peu au-dessus de l'ombilic*, descend de 1 centimètre par 24 heures.

(1) AUVARD, *Travaux d'obstétrique*, t. II, p. 562.

« Que pendant la semaine suivante la descente est plus lente, difficilement appréciable, et qu'elle se continue ainsi insensiblement jusqu'au retour complet de l'état normal. »

Il est fâcheux que M. Auvard ne fixe pas un terme au retour « à *l'état normal* » ; et il serait intéressant de savoir ce que l'auteur entend par « état normal ? » puisqu'il admet « que même chez les vierges, le fond de la matrice déborde *normalement la symphyse* (1) ». C'est dommage qu'il ne fixe pas non plus l'âge « des vierges » s'il s'adresse aux nouveau-nés, aux pubères, aux adultes ; détail qui n'est pas à négliger en matière des rapports de l'utérus ; mais, en général, on le considère chez les pubères ou chez les adultes et, dans ce cas, il va à l'encontre des données anatomiques actuelles. Voici ce que dit M. Rieffel à ce propos (2) : « L'utérus est en outre antéfléchi, autrement dit, l'axe du corps mobile fait avec celui du col moins mobile un angle de 100° à 120° ; ainsi l'axe du corps est à peu près horizontal *et le fond, qui n'atteint pas alors le plan du détroit supérieur, est à quelques centimètres derrière la symphyse pubienne.* »

Silvie arrive dans sa thèse aux mêmes conclusions que M. Auvard sur le retrait de l'utérus.

(1) Auvard, *Travaux d'obstétrique*, t. II, p. 562.
(2) Rieffel, in *Traité d'anatomie* de Poirier, t. V, fasc. I, p. 477.

CHAPITRE II

RECHERCHES PERSONNELLES

Avant d'entrer par le détail dans les résultats auxquels nous sommes arrivés par l'étude de nos 120 observations, nous tenons à dire que l'involution étant un phénomène d'ordre normal, physiologique, ne peut entraîner de conséquences fâcheuses ou d'ordre pathologique ; en d'autres termes, que jamais la marche rétrograde de l'utérus, qu'elle soit rapide ou lente, ne s'accompagne d'élévation de température. Nous nous élevons avec énergie contre cette assertion de Charpentier (1) : « Chez certaines femmes en état de *santé parfaite* (?) *en dehors de toute complication puerpérale* (?), on voit se produire pendant les premiers jours des élévations considérables de température : 38°,9 ; 39°,5 ; 40° (! !) même. Fait bizarre, ces élévations coïncident avec une involution extrêmement rapide de l'utérus, une véritable Super-involution et il semble qu'on ne puisse les expliquer que par une sorte d'excès de combustion, qui résulte de l'involution rapide de tous les organes génitaux. »

(1) CHARPENTIER, *Traité d'accouchements*, t. I, p. 555.

Lorsqu'on voit émettre une telle opinion, qui est aujourd'hui une hérésie scientifique, on ne peut s'empêcher de considérer comme douteux les résultats des observations où l'on admet une température de 40° comme normale et comme faisant partie indispensable de l'involution rapide. La fièvre de l'involution, comme sa sœur aînée « la fièvre de lait », restera comme un souvenir des anciennes erreurs ! Jamais nous n'avons trouvé, chez des femmes présentant des suites de couches normales, la plus légère élévation de température décelable au thermomètre placé dans le rectum. On sait que dans toutes les maternités les températures sont prises de la sorte, matin et soir.

L'indépendance anatomique du corps et du col de l'utérus qui subsiste et s'accroît dans le domaine de la pathologie, par les caractères assez distincts des maladies, se trouve de même tout naturellement dans l'involution ; nous devons donc étudier séparément l'état du col et celui du corps après la délivrance et dans son retour à ses caractères normaux, c'est-à-dire à ceux que présente un utérus de femme pare.

A. **Col de l'utérus.** — Immédiatement après l'accouchement, le col de l'utérus qui, par son effacement préalable et sa dilatation considérable (11 centimètres), avait complètement disparu en tant que portion distincte, revient subitement sur lui-même, se reforme en partie, accomplissant ainsi sa première étape dans sa marche rétrograde.

L'orifice interne est celui qui se reforme le plus parfaitement et le plus complètement. Parfois, l'orifice interne est tellement revenu sur lui-même qu'il ne laisse pas passer l'extrémité de l'index, et que, si l'on n'est pas prévenu, on pourrait croire que l'on est au fond de l'utérus, alors qu'en réalité on n'a pas encore pénétré dans sa cavité.

Les parois du col sont mollasses, flasques, et il faut avoir l'habitude du toucher et la connaissance de cet état pour s'y reconnaître et déterminer ce qui correspond au col et ce qui appartient aux parois vaginales.

Nous avons essayé de mesurer la longueur de la cavité du col immédiatement après la délivrance, et les jours suivants nous avons répété plusieurs fois cette exploration, prenant comme limite supérieure l'orifice interne.

Nous avons déjà dit, en parlant des moyens employés pour nos recherches, combien cette exploration est délicate et difficile, la béance de l'orifice supérieur se prête facilement au passage de l'hystéromètre et de là une erreur considérable dans les résultats. Néanmoins, et sous la réserve d'erreurs possibles dans la délimitation, nous sommes arrivé aux résultats suivants :

1° Que les dimensions données par les auteurs, et en particulier par Milsom, sont beaucoup trop considérables;

2° Que le terme de 10 à 12 jours donné par les auteurs pour sa reconstitution complète est à peu près exact;

3° Que l'orifice externe, lorsqu'il n'y a eu aucune infection même légère, se reforme dans le même laps de temps, un peu plus lentement chez les multipares en raison des altérations produites par les déchirures répétées à chaque accouchement;

4° Que la persistance d'un gros col et de la béance des orifices est signe d'une infection utérine, et que cet arrêt dans l'involution du col correspond à un arrêt dans l'involution du corps et à une élévation de température avec des lochies légèrement fétides. Voici ci-après le tableau de Milsom et le nôtre, on pourra ainsi saisir plus facilement les différences.

Tableau indiquant la longueur du col pendant les quinze premiers jours après l'accouchement.

MILSOM.			CAMACHO.		
NOMBRE des cas	JOURS DES mensurations	DIMENSIONS DE LA cavité du col	NOMBRE des cas	JOURS DES mensurations	DIMENSIONS DE LA cavité du col
		cent.			cent.
10	4e jour	8	10	après la déliv.	9
4	5e »	8	2	1er jour	8,4
6	6e »	7	20	2e »	7,1
8	7e »	6,8	6	3e »	6,3
12	11e »	6,1	17	4e »	5,2
			8	5e »	4,4
			15	6e »	3,5
			8	7e »	4,4
			17	8e »	4
			9	9e »	4
			8	10e »	3,6
			8	11e »	3,5
			3	12e »	3
			5	13e »	4,7
			1	14e »	2,6
			0	15e »	—

Les résultats que nous avons obtenus sont, à peu de chose près, égaux à ceux donnés par Hecker (1), Martin (2),

(1) Hecker et Buhl, *Klinik der Geburtskunde*, p. 86 à 90, 1861-1864.
(2) Edmond Martin, *Die Neigungen und Bengungen der Gebärmutter*, 1870, p. 47.

Lott (1), et dont on peut trouver un tableau comparatif dans le *Traité* de TARNIER et BUDIN, t. I, p. 767.

« D'après Lott, le col se raccourcit peu à peu dans les jours qui suivent l'accouchement, de manière à mesurer, le 12e jour, une longueur d'environ 3 centimètres. » Ce chiffre coïncide absolument avec le nôtre.

B. **Corps.** — C'est au niveau du corps que les phénomènes involutifs atteignent leur plus haute importance, et c'est là aussi qu'on peut mieux les apprécier. Immédiatement après l'accouchement et la délivrance, on constate le premier temps de l'involution ; l'utérus, qui mesurait de 28 à 32 centimètres au-dessus du pubis, descend brusquement au-dessous de l'ombilic, le fond est décelé facilement au toucher par sa fermeté spéciale, il est régulièrement arrondi, globuleux, présentant des alternatives de mollesse et de dureté. On connaît bien ces modifications, que l'on désigne en clinique sous le nom de *globe rassurant des accoucheurs*.

Wieland fixe de 20 à 22 centimètres la hauteur de l'utérus au-dessus du pubis au moment de l'accouchement. Ce chiffre nous semble erroné et très inférieur à la réalité et à la presque totalité des cas ; la hauteur d'un utérus à terme atteint de 28 à 32 centimètres ; ces mêmes mensurations sont données par M. Pinard (2).

Nous avons mesuré à l'hystéromètre la cavité utérine immédiatement après la délivrance. Sur 28 observations nous avons obtenu une moyenne de 12 cm. 4 ; les chiffres extrêmes ont été de 14 centimètres dans un seul cas, et 10

(1) LOTT, *Verhalten des Cervix Uteri während des Wochenbetts*, p. 105, 1872.

(2) PINARD, *Traité du palper abdominal*, Paris, G. Steinheil, p. 3, 1889.

dans 8 autres cas ; nous considérons donc les chiffres donnés par Charpentier comme erronés ; d'après lui, l'utérus présente, après la sortie du fœtus et du délivre, une hauteur de 19 à 24 centimètres (1). Nous venons de dire que la plus grande hauteur que nous ayons trouvée était de 14 centimètres à l'hystéromètre et de 16 par la mensuration externe. Nous en dirons autant des mensurations faites par Autefage qui, sur un total de 54 femmes chez lesquelles les mensurations de l'utérus ont été prises dans un délai de 6 à 24 heures après la délivrance, arrive à une moyenne de 16,3, correspondant au diamètre vertical. Nous avons plusieurs fois pris des mensurations de 6 à 24 heures après la délivrance, et nous n'avons jamais trouvé l'augmentation que signalent depuis Wieland, Autefage, Serdukoff, Charpentier et Avrard, Milsom.

Nous croyons, malgré l'opinion de Serdukoff, qu'il s'agit non d'une augmentation réelle, mais d'une ascension produite par la réplétion de la vessie ou du rectum. Nous comprenons mal « la congestion des parois de l'organe soit par suite de leur relâchement et de l'accumulation des caillots dans la cavité utérine (2) ».

S'il y a relâchement des parois, il y a inertie de l'utérus, il ne s'agit plus de l'involution normale ; si des caillots se forment et qu'ils ne soient pas expulsés au dehors, nous comprenons facilement une augmentation du volume de la matrice ; mais pour qu'il y ait une ascension notable, il faut une assez grande quantité de caillots ; nous rentrons dans le domaine des hémorragies internes et, par consé-

(1) Charpentier, *Traité d'accouchements*, t. I, p. 565.

(2) Tarnier, *Traité de l'art des accouchements*, Paris, G. Steinheil, t. I, p. 753, 1888.

quent, de l'inertie utérine. Nous concluons donc que la hauteur de l'utérus n'augmente pas dans les heures qui suivent la délivrance s'il n'y a pas une complication, hémorragie tardive par inertie.

La marche de l'involution est absolument progressive; nous n'avons pas constaté cet arrêt (vers le 3e ou le 4e jour) dont parlent les auteurs (Wieland, Autefage, Charpentier) et qui coïncide toujours avec l'apparition de la fluxion mammaire. Il en est de même de ces écarts de 8 centimètres en hauteur cités par Autefage(1), au 5e jour, sans qu'il existe une cause plausible, rétention d'urine, infection, etc.

De l'analyse de nos 120 observations et des tracés que nous avons faits au jour le jour, nous arrivons à distinguer deux grandes catégories d'involution :

Une *involution normale*, de beaucoup la plus fréquente, et dans laquelle le fond de l'utérus disparaît derrière le pubis du 9e au 12e jour des couches ; et une *involution lente* lorsque le fond de l'utérus ne disparaît derrière la symphyse que du 12e au 15e jour; nous acceptons en somme la division qui avait déjà été proposée par Ganzinotty de Nancy.

En dressant un tableau correspondant à la moyenne des cas, nous arrivons au suivant :

Dimensions de la cavité utérine.

APRÈS DÉLIVRANCE	1er JOUR	2e JOUR	3e JOUR	4e JOUR	5e JOUR	6e JOUR	7e JOUR	8e JOUR	9e JOUR	10e JOUR	11e JOUR	12e JOUR	13e JOUR
12,4	11,2	10,9	10,6	9,4	9,25	8,68	8,60	8,16	8,14	7,91	7,66	7,64	7,3

(1) AUTEFAGE, Thèse, p. 30.

Par l'étude de ce tableau, on constate facilement que la régression se fait, pour la majorité des cas, d'une façon régulière et continue. Je dis pour la plupart. En effet, on observe quelquefois certaines irrégularités, quelques élévations dans les dimensions, mais il est possible qu'elles soient sous la dépendance d'une réplétion de la vessie, état passé inaperçu.

Nous attirons particulièrement l'attention sur ce fait : que le 13e jour des couches, la cavité utérine mesurait 7 cm. 3, c'est-à-dire qu'elle est revenue presque à ses dimensions normales. Nous ne devons pas oublier que, chez les femmes pares, l'utérus présente des dimensions plus considérables. Nous sommes loin des chiffres de Charpentier et Avrard, de Milsom de Lyon, qui donnent 9 centimètres à la cavité utérine le 14e jour des suites de couches. Par contre, nous nous rapprochons des conclusions de Sinclair qui donne, pour le 17e jour du puerpérium, 7 centimètres.

D'après nos chiffres la régression de l'utérus serait de 0 cm. 325 exactement, selon le calcul arithmétique, par jour, chiffre qui équivaut à peine au tiers de celui donné par Charpentier, qui fixe en moyenne la diminution à 1 centimètre, et qui est encore au-dessous de celui donné par Milsom, un peu moins d'un demi-centimètre, 0 cm. 45. Cette diminution de 0 cm. 325 est pour les dimensions de la cavité utérine prises avec l'hystéromètre.

Maintenant que nous venons de faire connaître nos mensurations internes, passons aux résultats obtenus par la mensuration sus-pubienne.

Nous avons observé 120 cas pour lesquels nous avons pris tous les jours la hauteur sus-pubienne et la largeur utérine ; par cette méthode exceptionnellement pratique et très facilement applicable à tous les cas, sans mettre en ligne de compte les dangers possibles d'infection auxquels on est toujours exposé par l'hystérométrie, nous sommes arrivé à des résultats analogues et en tous points comparables à ceux obtenus par ce dernier procédé.

Par cette méthode nous avons constaté que les dimensions que présente l'utérus après la délivrance donne une moyenne de 12 cm. 5.

Que le chiffre de 14 centimètres de hauteur sus-pubienne est très rare et que celui de 16 centimètres est exceptionnel ; nous ne l'avons constaté qu'une seule fois chez une femme qui présentait des tranchées d'une violence et d'une persistance inusitées.

Nous sommes donc en complet désaccord avec les opinions admises et dont nous avons déjà parlé (Wieland, Serdukoff, Autefage, Charpentier, Milsom).

Par l'emploi de cette méthode, nous avons constaté aussi que la hauteur sus-pubienne n'augmente pas dans les heures qui suivent la délivrance (à moins de rétention d'urine, d'hémorragie interne) même le 1er jour, comme cela a été assuré par quelques auteurs (Wieland, Autefage, Charpentier et Avrard).

Nous avons en outre constaté, toujours par le même procédé, que l'involution est, dans la totalité des cas, régulière et progressive (sauf complications septiques). Nous n'avons pas observé l'augmentation qui surviendrait vers le 3e et 5e jour (Autefage, Serdukoff, Milsom).

Par la mensuration externe, nous n'avons jamais trouvé un arrêt de l'involution coïncidant avec la montée laiteuse (Wieland, Charpentier).

Nos mensurations des 3e et 4e jours indiquent toutes qu'il y a eu diminution.

Tableau de l'Involution normale.

JOURS	HAUTEUR SUS-PUBIENNE	RETRAIT QUOTIDIEN	LARGEUR	RETRAIT QUOTIDIEN
Délivrance	11,7		10,4	
1er jour	10,4	1,3	9,9	0,5
2e »	9,3	1,1	8,6	1,3
3e »	8,5	0,8	7,8	1,2
4e »	7,5	1,0	6,7	0,9
5e »	6,8	0,7	6	0,7
6e »	5,8	1	5,8	0,2
7e »	5,2	0,6	5,5	0,3
8e »	4,5	0,7	4,3	1,2
9e »	3,9	0,6	4	0,3
10e »	2,9	1	3,8	0,2
11e »	2,1	0,8	3,4	0,4
12e »	1,5	0,6	3	0,3
13e »	1	0,5	1,5	1,5
14e »	0	1	0	1,5

Par ce même procédé de mensuration externe, nous nous sommes également rendu compte que la disparition du fond utérin derrière la symphyse pubienne indique bien que l'involution est terminée cliniquement, ce que prouvent d'ailleurs les dimensions prises avec l'hystéromètre. Nous avons de même constaté que le retrait quotidien est surtout appréciable pendant les derniers jours de l'involution, du 11e au 13e jour, où l'on constate parfois un abaissement

Involution normale.

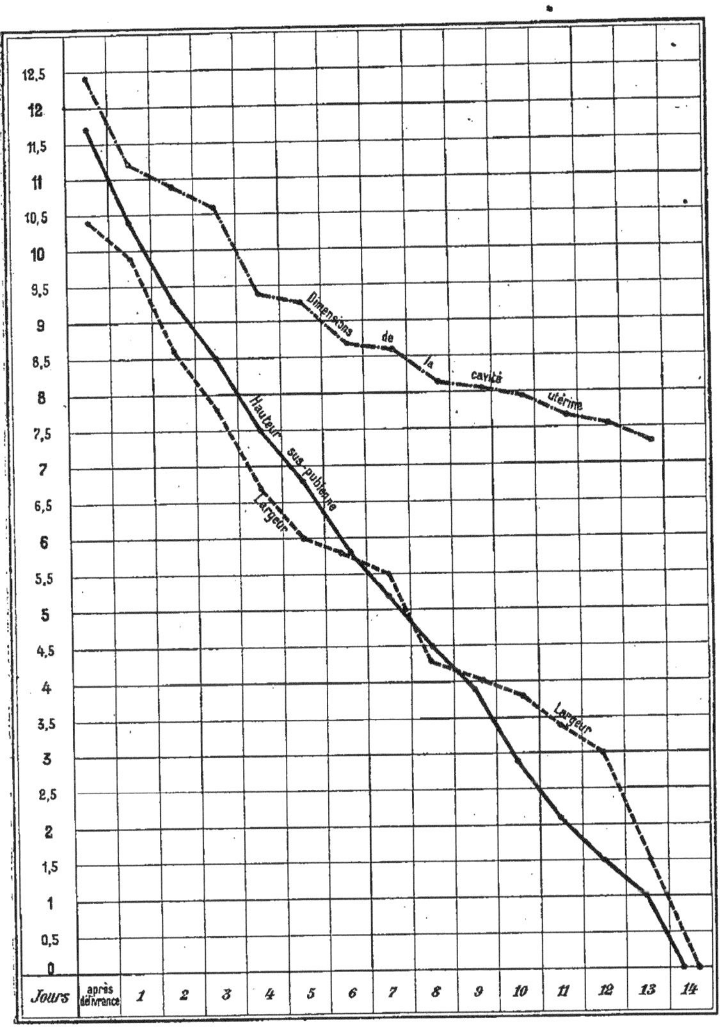

de 1 à 2 centimètres ; que cette descente brusque n'est pas en relation avec une déviation quelconque de l'utérus, rétroversion ou antéversion, le toucher combiné nous ayant montré que la situation de la matrice restait normale.

Les résultats de nos mensurations et les moyennes obtenues nous ont servi à établir le tableau (Voir p. 86) et le graphique (p. 87) qui ont bien l'éloquence des chiffres ; ils permettent de mieux saisir nos divergences avec les opinions citées et facilitent le moyen de faire connaître la nôtre.

D'après ces chiffres, nous voyons que le retrait quotidien moyen est de 0 cm. 83 de hauteur et que ce chiffre est légèrement au-dessous de celui donné par les auteurs.

CHAPITRE III

INFLUENCE DE LA DURÉE DE LA GROSSESSE

Le terme de la grossesse a été aussi invoqué comme étant un facteur pouvant changer la marche et la durée de la régression. Milsom et Ganzinotty ont donné les résultats de leurs observations : le premier, sur 16 observations dont le terme a varié de 7 à 8 mois, a constaté que si la décroissance quotidienne de la hauteur sus-pubienne a été en réalité un peu inférieure au chiffre normal, de même que la réduction de la cavité mesurée avec l'hystéromètre, ces différences sont à peine sensibles. C'est ainsi qu'il formule sa dixième conclusion : « Dans l'accouchement prématuré, aux 7e et 8e mois, le retrait utérin présente les caractères qu'il a après un accouchement à terme (1). »

Le deuxième, sur un total de 19 observations, arrive aux conclusions opposées. Pour lui, « l'utérus à terme a donc régressé plus rapidement, il a gagné (1 cm. 1) sur l'utérus débarrassé de son contenu avant terme » (2). Cette dernière opinion a été partagée par Tarnier et Chantreuil (3). « La

(1) Milsom, Thèse, Lyon, p. 94.
(2) Ganzinotty, Thèse, Nancy, p. 45.
(3) Tarnier, *Traité de l'art des accouchements*, t. I, p. 754.

régression est plus rapide dans les accouchements à terme que dans les accouchements prématurés et les avortements, quoique dans ce dernier cas l'organe revienne plus tôt à ses dimensions primitives. »

Lorsqu'il s'agit d'avortement et non d'accouchement prématuré, on trouve tous les accoucheurs et beaucoup de gynécologistes d'accord sur ce fait, que l'involution est plus lente et plus défectueuse.

Pourquoi ce fait assez étrange que l'utérus étant moins développé à 6 mois qu'à la fin de la gestation va cependant mettre beaucoup plus de temps à revenir sur lui-même ? Quelques auteurs, Milsom, Ganzinotty, etc., trouvent ce fait très simple et très facilement explicable par les conditions anatomiques différentes dans lesquelles se trouverait l'utérus aux diverses époques de la grossesse; en d'autres termes, la constitution histologique de l'utérus est complètement distincte avant le 7e mois et après cette époque.

Nous ne pouvons pas accepter cette opinion qui trancherait d'ailleurs un des points en litige des histologistes, à savoir que les fibres musculaires continuent à s'hypertrophier jusqu'à la fin de la grossesse? ou ce processus s'arrête-t-il à une époque plus ou moins éloignée du terme ?

Les fibres musculaires sont-elles toutes de nouvelle formation, ou ne sont-elles que le résultat d'une hypergenèse des fibres constitutives ?

Ces auteurs admettent que les fibres musculaires étant incomplètement développées, jeunes, jouissent, comme tous les éléments en croissance, d'une grande vitalité, qu'étant très loin de leur parfait développement, ces éléments sont par cela même « peu préparés au travail de dégénérescence graisseuse qui détruira si facilement les éléments musculaires vieux et usés » (Milsom).

Mais nous savons qu'aujourd'hui même, malgré le perfectionnement auquel est arrivée la technique microscopique, il est très difficile de savoir quelles sont les fibres qui vont subir la dégénérescence graisseuse et qui, par conséquent, disparaîtront, et quelles sont celles qui subiront le processus simplement atrophique, « sans qu'il soit possible de déterminer quels sont les éléments (fibres musculaires anciennes ou nouvelles) qui subissent l'une ou l'autre dégénérescence » (Kölliker, cité par Ribemont-Dessaignes et Lepage).

Nous répétons à plaisir que nous n'étudions pas l'histologie de l'involution, mais il nous semble que l'on peut, sans avoir besoin de s'appuyer sur des changements de structure de l'utérus, expliquer d'une façon plausible la raison de cette opinion, qui d'ailleurs n'est pas la nôtre.

Nous avons pu suivre quelques cas d'avortements variant entre les limites assez considérables de 6 semaines à 6 mois; la plupart, pour ne pas dire tous, ont été accompagnés d'infection, soit parce que la majorité de ces avortements doit être attribuée à des manœuvres criminelles ou à l'avarie des parents, et négligés par la suite, d'où infection (nous disons en passant que la syphilis a été aussi accusée de retarder l'involution), et cependant nous avons constaté que la régression se faisait normalement et aussi rapidement que s'il s'agissait des accouchements à terme. Pourquoi cette différence dans nos observations? Nous croyons en donner l'explication *simple et facile* : c'est parce que la plupart de ces utérus ont été immédiatement débarrassés des caillots, des débris de caduque et du placenta, et que, par conséquent, on faisait disparaître la *véritable cause* de la lenteur de l'involution : l'infection. Aujourd'hui nous savons mieux interpréter les faits ; aux anciens termes de *congestion*, d'*engorgement*, nous devons substituer ceux de *microbes* et *d'infection*. Les auteurs avaient en effet remarqué la fréquence de la rétention, mais ils lui donnaient une fausse interprétation : « La rétention fréquente de débris placentaires qui compliquent habituellement les avortements à une époque peu avancée de la grossesse, sont autant de *causes qui perpétuent les congestions et qui entravent l'involution* (1). »

Nous concluons donc que la régression dans les cas d'avortement se fait d'une façon continue et dans un délai plus ou moins grand selon le terme, mais toujours beaucoup plus vite que dans les accouchements à terme. Nous ne pouvons pas donner les chiffres de la cavité utérine au jour le jour, parce que nous nous sommes abstenu de porter l'hystéromètre dans une cavité tantôt en imminence d'infection, tantôt dans un état d'infection patente ; mais par le toucher combiné, il nous a été facile de suivre la marche rétrograde de la matrice.

Il serait intéressant de faire des recherches, de façon à établir des chiffres sur l'involution dans les avortements, et d'ores et déjà nous sommes convaincu que les résultats seraient d'accord avec nos observations.

Nous avons suivi l'involution de 76 cas d'accouchement à terme et de 41 cas d'accouchement avant terme variant entre 6 mois et demi et 8 mois et demi. Parmi ces cas, nous n'avons choisi, pour tirer nos conclusions,

(1) MILSOM, Thèse, p. 84.

que ceux qu'il nous a été donné de suivre jusqu'à la fin de l'involution ; en effet, il y a beaucoup de femmes qui demandent à quitter l'hôpital avant le terme généralement assigné, et malgré l'avis du médecin ; nous avons pu observer 26 cas d'accouchement avant terme variant entre 6 mois et demi et 8 mois et demi ; et 38 cas d'accouchement à terme, d'après l'époque des dernières règles, le développement de l'utérus, le poids de l'enfant ; et nous arrivons aux conclusions suivantes :

1° Dans ces 26 cas d'accouchement avant terme, nous avons 10 multipares et 16 primipares ; ayant établi la moyenne, nous avons constaté que l'état de primiparité ou de multiparité n'a qu'une influence très peu sensible, négligeable en pratique ;

2° Que l'involution utérine est aussi régulière qu'il s'agisse des accouchements avant terme ou au terme complet de la gestation ;

3° Que sur 21 cas d'accouchement dont le terme a varié entre 6 mois et 8 mois et demi, nous avons trouvé comme délai de l'involution le 8ᵉ jour ;

4° Que sur 38 cas d'accouchement qui ont eu lieu au terme de la grossesse, nous avons obtenu comme délai de l'involution normale le 12ᵉ jour ;

5° Que contrairement à l'opinion classique nous croyons que l'involution se fait *beaucoup plus rapidement* dans les accouchements avant terme, chaque fois, bien entendu, que le puerpérium n'est pas compliqué d'infection ;

6° Que c'est justement à cette dernière cause qu'est due l'opinion classique, que dans les avortements et dans les accouchements avant terme, l'involution est plus lente et plus irrégulière.

CHAPITRE IV

INFLUENCE DU MODE DE PRÉSENTATION

Nous dirons, en parlant de l'influence que peut avoir la primiparité ou la multiparité, que certains auteurs ont voulu y voir non pas une action directe, mais plutôt une conséquence tantôt de la durée du travail, tantôt et surtout du mode de présentation ; nous avons donc voulu étudier de plus près ce sujet, que nous n'avons trouvé traité dans aucun travail.

En défalquant les avortements, les accouchements avant terme dans lesquels il n'y a pas à proprement parler une présentation définie, pendant toute la durée du travail, nous sommes arrivé au chiffre de 110 cas; voici quelles étaient les présentations :

O. I. G. A.	61 cas
O. I. G. P.	1 —
O. I. D. P.	42 —
O. I. D. A.	2 —
SIÈGES	4 —

Maintenant nous avons cherché par les procédés usuels quelle était la moyenne de la durée de l'involution pour chaque catégorie et de quelle façon elle avait lieu ; nous sommes arrivé aux résultats suivants :

O. I. G. A.	le 11e jour	
O. I. G. P.	12e —	(cas unique)
O. I. D. P.	11e —	—
O. I. D. A.	10e —	(2 cas)
SIÈGES	11e —	—

Nous nous croyons autorisé, en présence des résultats ci-dessus énoncés, à conclure :

1° Que quel que soit le mode de présentation (sommet et fesses) ; n'ayant pas eu l'occasion de voir une présentation de l'épaule à terme ; et qu'il s'agisse de primipares ou de multipares, l'involution se fait toujours dans les mêmes conditions : on peut fixer au 11e jour le délai moyen ;

2° Que nous n'avons pas remarqué que dans les G. A, l'involution fût plus régulière que dans les D. P, ou vice versa ;

3° Qu'il en est de même de la présentation du siège quelle que soit la variété, siège complet ou décomplété.

CHAPITRE V

INFLUENCE DE LA DURÉE DU TRAVAIL

Les partisans de l'involution plus rapide chez les multipares que chez les primipares se sont demandé logiquement si la durée du travail n'était pas la véritable cause de cette différence dans la marche rétrograde de la matrice, étant donné que chez les multipares on peut estimer de 6 à 8 heures la durée du travail, tandis que chez les primipares la durée moyenne est une fois plus longue, 12 à 15 heures.

Serdukoff est arrivé à cette conclusion, qu'aux cas de lenteur du travail correspondait un retard dans l'involution.

Ganzinotty, partisan du retrait rapide chez les pluripares, conclut à priori que la cause en est là : « Nous pouvons penser que la durée du travail plus grande chez ces dernières (les primipares) est la cause du retard (1). »

Milsom de Lyon, avec beaucoup plus de logique et de raisonnement, a, pour résoudre le problème, comparé l'involution « chez des femmes qui, toutes choses étant égales

(1) GANZINOTTY, Thèse, p. 47.

d'ailleurs, ne différaient que par la durée inégale de leur travail (1) ».

Il arriva ainsi à réunir 31 primipares nourrices qui ne différaient que par la durée inégale du travail ; de l'étude de ces cas, il formula cette conclusion, qui est la neuvième de sa thèse : « La longueur du travail *n'a pas d'influence sur la marche de l'involution* ; après un travail prolongé, l'utérus reste plus volumineux pendant les premières vingt-quatre heures (2). »

Telles sont les opinions émises sur la question. Pour nous en faire une personnelle, nous avons tout d'abord groupé nos observations en quatre catégories basées sur la durée du travail :

1re catégorie : cas dont la durée du travail était inférieure à 8 heures.

2e catégorie : cas dont la durée du travail était comprise entre 8 et 12 heures.

3e catégorie : cas dont la durée du travail était comprise entre 12 et 20 heures.

4e catégorie : cas dont la durée du travail était supérieure à 20 heures.

De l'analyse de 117 cas, nous avons obtenu les résultats suivants :

Moins de 8 heures	36 cas
8 à 12 h.	25 —
12 à 20 h.	31 —
Plus de 20 heures.	25 —
	117 cas

Voyons pour chaque catégorie quelle a été la durée moyenne :

(1) Milsom, Thèse, p. 79.
(2) Id., *Ibid.*, p. 94.

Moins de 8 heures.	33 cas.	11e jour
8 à 12 h.	25 cas.	11e jour
12 à 20 h.	31 cas.	10e jour
Plus de 20 heures.	25 cas.	10e jour

Il nous semble que la différence est tellement peu sensible que l'on ne peut être en droit de conclure que la durée du travail exerce une influence quelconque. Si nous devions nous en rapporter à nos chiffres, sans discussion aucune, et sans tenir compte des cas isolés, mais seulement de la moyenne obtenue, nous dirions que le retrait est un peu plus long dans les accouchements qui durent moins de 12 heures.

Mais ce qui indique en réalité ces résultats, c'est que, même dans les cas où l'accouchement dure 75 heures, on ne trouve pas ce « surmenage » dont parlent les auteurs et qui empêcherait l'utérus d'accomplir sa marche rétrograde d'une façon normale ; il n'en est rien : l'involution est sous la dépendance d'un processus histologique qui n'est pas soumis à une plus ou moins grande fatigue musculaire.

Dans ce premier classement, nous n'avons pas tenu compte du nombre de grossesses ; il s'agit donc d'examiner quelle a été la durée moyenne de l'involution chez des primipares et des multipares dont le travail a eu la même durée. Voici sous forme de tableau quels sont les résultats obtenus :

PRIMIPARES			MULTIPARES		
Moins de 8 h. :	16 cas,	12e jour.	Moins de 8 h. :	24 cas,	11e jour.
8 à 12 h. :	11 —	12e —	8 à 12 h. :	15 cas,	10e —
12 à 20 h. :	23 —	11e —	12 à 20 h. :	9 —	11e —
Plus de 20 h. :	16 —	11e —	Plus de 20 h. :	7 —	10e —

On remarque tout de suite, si l'on tient compte de l'état de primiparité ou de pluriparité, toutes choses égales d'ailleurs, qu'il subsiste la même différence dans la durée de la régression (différence que nous avons déjà fait ressortir) c'est chez les multipares qu'elle s'effectue le plus rapidement. Nous formulons donc les conclusions suivantes :

1° Que la durée du travail n'a pas d'influence nette et décisive sur la durée de l'involution, sur un total de 117 observations;

2° Que par la comparaison de plusieurs cas de même durée du travail, mais avec une différence basée sur l'état de primiparité ou de multiparité, on constate que c'est dans ce dernier cas que l'involution est un peu plus rapide; on obtient la moyenne générale suivante :

Le 10e jour pour les multipares.

Le 11e jour pour les primipares.

CHAPITRE VI

INFLUENCE DU POIDS DU FŒTUS, DU PLACENTA ET DE LA QUANTITÉ DU LIQUIDE AMNIOTIQUE

Il est notoire en clinique, que pendant la grossesse l'utérus présente un volume plus ou moins considérable, selon le poids du fœtus, selon la quantité du liquide amniotique variant de l'oligamnios à l'hydramnios confirmée ; c'est-à-dire quand l'utérus contient plus d'un litre de liquide, parfois les deux causes se trouvent associées : tel est le cas pour la grossesse gémellaire.

A ces causes que l'on trouve signalées partout, il faut ajouter aussi le plus ou moins grand volume que présente le placenta, sans qu'il existe toujours une corrélation entre le poids de l'enfant et celui du placenta. Les enfants petits peuvent correspondre à de gros placentas et inversement.

Nous avons eu l'idée de noter pour chacune de nos observations le poids du fœtus et celui du placenta, et de remarquer s'il existait une différence assez appréciable dans l'involution chez des femmes ayant eu de gros enfants, et chez lesquelles, on le comprend facilement, les parois utérines avaient été distendues beaucoup plus qu'elles ne le sont normalement.

Dans ces cas, même chez des multipares, le travail est un peu plus long et un peu plus difficile; les contractions doivent être plus énergiques ; en somme, il y a tout un ensemble de causes qui ont toutes pour résultat de fatiguer davantage le muscle utérin et peut-être exercer une influence sur la marche de la régression utérine.

Etant donnée la variabilité du poids de l'enfant et du délivre, nous avons été obligé de faire plusieurs catégories pour pouvoir classer avec ordre et méthode nos nombreux cas.

Pour le poids du fœtus nous avons établi quatre catégories :

1° Enfants pesant moins de 2.500 grammes.
2° — — entre 2.500 et 3.000 grammes.
3° — — — 3.000 et 3.500 grammes.
4° — — plus de 3.500 grammes.

Pour le poids du placenta, deux catégories :

1° Placentas pesant moins de 500 grammes (qui est le poids moyen).
2° — — plus de 500 grammes.

Comme nous venons de le dire, les poids de l'enfant et du placenta ne correspondent pas toujours, c'est-à-dire que l'on peut trouver, et le fait est certain, dans la pratique, un enfant de plus de 3.500 grammes avec un placenta très lourd ; mais lorsqu'il s'agit d'un travail comme le nôtre, dans lequel nous voulons trouver le fait le plus constant, nous sommes obligé de prendre toutes les observations et de faire parfois des groupements quelque peu hétérogènes, ou nous devrions donner autant de résultats que de cas, ce qui serait juste l'inverse du but que nous poursuivons.

Pour établir nos moyennes, nous avons procédé de la façon suivante : nous avons réuni dans chaque catégorie, en particulier, le nombre des cas pour chacun desquels nous avons marqué le jour où l'involution prenait fin, et nous avons, par une simple opération arithmétique, établi la moyenne.

Nous avons remarqué aussi quel était le mode régulier ou irrégulier d'après lequel se faisait la rétrocession.

POIDS DE L'ENFANT	CAS
Au-dessous de 2.500 grammes	17
2.500 à 3.000 —	38
3.000 à 3.500 —	37
Au-dessus de 3.500 —	19

POIDS DU PLACENTA	CAS
Moins de 500 grammes	51
Plus de 500 —	63

En procédant, comme nous venons de l'indiquer, sur le nombre des cas dont nous donnons le détail, nous arrivons aux conclusions suivantes :

1° Qu'il n'existe pas de relation entre le poids de l'enfant et la durée de l'involution, qu'il en est de même pour le poids du placenta ;

2° Que même dans les cas où au poids du fœtus vient s'ajouter un gros placenta, et où, par conséquent, les dimensions de l'utérus à terme sont supérieures à la normale, on n'observe aucun rapport entre ce fait et une modification quelconque dans la durée et la marche de l'involution.

Quant à la quantité du liquide amniotique, nous n'avons observé qu'un cas confirmé d'hydramnios, la quantité de liquide recueilli au moment de la rupture des membranes a été évaluée à 3.650 grammes.

Nous n'avons pas suivi dans ce cas le retrait journalier de la matrice, mais nous avons constaté que le 12e jour elle était très facilement accessible au-dessus de la symphyse ; on pourrait croire à un cas de sub-involution, mais le fait qu'il exista de la température au 3e jour du post-partum et une *fétidité lochiale nettement marquée*, nous fait penser qu'ici il ne s'agit pas de sub-involution due à un excès de liquide, mais à une infection au cours de l'involution.

De ce cas unique, et malheureusement compliqué d'une infection légère, mais patente, nous ne pouvons tirer aucune conclusion.

Nous avons beaucoup d'autres cas dans lesquels il existait un léger excès de liquide, sans qu'il s'agisse pour cela d'hydramnios et, cependant, nous n'avons observé aucune particularité dans les délais habituels de la rétrocession utérine.

CHAPITRE VII

INFLUENCE DU NOMBRE DES GROSSESSES

Parmi les conditions physiologiques qui ont préoccupé le plus les auteurs dans l'étude de la marche de l'involution utérine, se trouve le nombre de grossesses, mais malgré les nombreuses recherches, on se trouve aujourd'hui en présence d'un tel désaccord qu'il est difficile même de classer les avis émis ; nous tâcherons néanmoins de résumer les opinions qui ont eu cours et nous ferons connaître la nôtre.

Une question cependant se présente à l'esprit après la lecture des travaux : Pourquoi cette divergence, quoique les auteurs se soient trouvés placés dans des conditions identiques ?

Nous dirons que c'est justement parce que nous croyons que les conditions étaient les mêmes que les résultats furent si disparates ; en effet, il est rare que l'on considère dans les mensurations le *fait seul* de l'état de primiparité ou de multiparité ; en général, on y associe d'autres facteurs ; les uns font valoir la plus grande durée du travail chez les primipares (Ganzinotty), d'autres la fréquence beaucoup plus considérable des interventions obstétricales : forceps, version, etc., pratiquées chez elles (Schneider) ; d'autres encore la fréquence de l'allaitement maternel chez les pluripares, le volume plus considérable des enfants, la durée plus ou moins longue du travail, l'abondance du liquide amniotique, etc., circonstances qui agissent tantôt chez les primipares, tantôt chez les multipares.

Voici cependant les opinions émises par les auteurs :

I. D'après Cazeaux, Depaul et ses élèves Wieland et Autefage ; Charpentier, Jacquet ; la régression est plus rapide et plus régulière chez les primipares que chez les multipares.

II. Serdukoff admet la régularité plus grande chez les primipares, mais la durée de l'involution serait plus grande. Schneider, Schröder, Scanzoni partagent la même opinion, quant à la durée plus grande de la régression chez les primipares.

III. Ribemont-Dessaignes et Lepage sont aussi partisans de l'opinion de la plupart des auteurs allemands ; « il nous semble, disent-ils, contrairement à l'opinion de Cazeaux, de Wieland, que cette involution est plus rapide chez les multipares que chez les primipares (1). »

IV. Milsom exprime ainsi son opinion dans sa huitième conclusion (2) : « L'involution chez les multipares est un peu plus rapide que chez les primipares ; la rapidité de l'involution est particulièrement manifeste chez les multipares qui n'ont jamais allaité. »

Si l'on veut bien considérer l'époque à laquelle ces opinions ont été émises (exception faite pour celle de MM. Ri-

(1) Ribemont-Dessaignes et Lepage, *Précis d'obstétrique*, p. 544.
(2) Milsom, Thèse, Lyon, p. 93.

bemont-Dessaignes et Lepage), on est tout de suite frappé de ce fait que toutes datent d'une époque à laquelle l'antisepsie et l'asepsie surtout n'étaient pas aussi sévères et aussi généralisées qu'elles le sont à l'heure actuelle, et cette réflexion que nous avons déjà faite, nous pourrions la répéter à propos des différentes causes qui peuvent avoir une influence sur la marche retardante de l'involution, mais plus particulièrement pour les opérations obstétricales.

Voici maintenant les résultats de nos propres recherches : sur les 120 observations que nous avons recueillies, nous trouvons 58 primipares et 62 multipares, mais voulant nous soustraire aux différentes causes d'erreur que nous venons de signaler il y a un instant, nous avons écarté toutes les observations dans lesquelles une circonstance quelconque pouvait nous faire mettre en parallèle des cas par trop dissemblables, et qui, forcément, nous entraîneraient à des résultats n'ayant aucune valeur, ou tout au moins une valeur peu appréciable.

Après cette élimination préliminaire, nous sommes arrivés à réunir 72 cas qui sont, à très peu de chose près, dans des conditions identiques.

Parmi les 72 observations, nous trouvons 39 primipares et 33 multipares. Pour chaque catégorie et par la méthode arithmétique commune, nous avons cherché à établir la moyenne du jour auquel l'involution était complète, ou plus exactement le jour auquel la matrice avait cessé d'être accessible par la palpation sus-pubienne, et où, par le toucher combiné, l'utérus nous semblait avoir repris les caractères ordinaires. De ces recherches, nous aboutissons aux conclusions suivantes :

1° Que l'involution est *plus rapide* chez les multipares que chez les primipares ; le 11e jour est le terme moyen pour les premières, et le 12e jour pour les deuxièmes ;

2° En considérant maintenant chaque cas séparément, nous trouvons comme chiffres extrêmes le 17e jour pour 2 primipares et le 14e jour pour 6 multipares ;

3° Par l'examen détaillé, nous faisons aussi cette constatation, que l'involution est plus régulière chez les multipares que chez les primipares, le terme des premières présente peu d'oscillation, tandis que chez les deuxièmes le terme varie dans des proportions plus considérables : du 9e au 12e jour pour les multipares, du 7e au 13e jour pour les primipares.

Nous nous rangeons donc à l'opinion des auteurs allemands (Schneider, Schröder, etc.) et de quelques auteurs français modernes (Milsom, Ribemont-Dessaignes et Lepage), opinion qui est contraire à celle des classiques français (Depaul, Wieland, Autefage, Charpentier, etc.) ;

4° Après avoir relevé les dimensions de la cavité utérine, chez les primipares et chez les multipares, nous arrivons à ce résultat, que la cavité utérine présente à la fin de l'involution et le 11e jour chez la primipare 7,6 comme moyenne à l'hystéromètre, et 7,9 chez la multipare. Nous croyons que ces chiffres ne sont pas en contradiction avec l'opinion que nous avons émise plus haut : que l'involution est plus rapide chez la multipare, mais, en relatant ce fait anatomique que, chez les dernières, la cavité utérine est toujours un peu plus grande.

CHAPITRE VIII

INFLUENCE DES LOCHIES, TRANCHÉES, ERGOT DE SEIGLE

1° Lochies.

Ganzinotty a consacré un chapitre de sa thèse aux rapports qui peuvent exister entre la fétidité ou la non-fétidité des lochies et la marche de l'involution ; il est arrivé à une constatation d'importance extrême : « *La fétidité lochiale manque quand l'involution se fait rapidement, et qu'elle retarde notablement l'involution lente* (1). » Ce fait prouve d'une façon péremptoire l'influence de l'infection utérine même légère, ne se traduisant que par la fétidité lochiale et un léger mouvement thermique et de très courte durée.

Ce fait vient corroborer une fois de plus l'opinion que nous avons exprimée à maintes reprises : *l'ennemie de l'involution normale, c'est l'infection.*

Nous avons déjà fait remarquer d'ailleurs quelle influence avait pour les anciens auteurs l'écoulement abondant et

(1) GANZINOTTY, Thèse, Nancy, p. 51.

même mal odorant des lochies (Maygrier et Halmagrand) sur la marche de l'utérus dans son retour à ses dimensions normales. Voici l'opinion autorisée de Maygrier (1) : « Lorsque les lochies, soit en rouge, soit en blanc, ont coulé convenablement pour la quantité comme pour la qualité, la femme éprouve de jour en jour un bien-être plus sensible, et elle ne tarde pas à recouvrer une santé parfaite. *La matrice alors est extrêmement revenue sur elle-même*, les parties externes de la génération se sont resserrées. Lors donc que l'écoulement est modéré, que l'odeur n'est point désagréable (?) et que la couleur est d'un jaune très pâle, il faut le répéter, c'est naturel, nécessaire (!!) il est le résultat du dégorgement de la matrice, dépendant d'une irritation suppurative *qui favorise le retour de l'utérus au volume qui lui est habituel à l'état de vacuité.* »

D'autres auteurs, et en particulier Milsom, ont considéré l'écoulement plus ou moins abondant des lochies comme un fait important dans la régression ; mais, pour lui, ce fait serait en connexion directe avec l'allaitement qui provoque des contractions réflexes de la matrice aidant ainsi à l'écoulement. Cet auteur se base aussi sur l'observation de Gassner qui a évalué les lochies à 1 kgr. 485 dans les huit premiers jours chez les femmes qui nourrissent et qui est deux fois plus considérable chez celles qui ne nourrissent pas leurs enfants. Milsom voit dans ce dernier fait une condition favorable à l'involution, puisque pour lui la régression se fait plus rapidement chez les femmes qui ne nourrissent pas, c'est-à-dire chez qui l'écoulement lochial est

(1) MAYGRIER, *Nouvelles démonstrations d'accouchements*, p. 565.

très abondant. « Il nous a paru rationnel de voir une relation entre la quantité des lochies expulsées et le travail de désorganisation graisseuse de l'utérus (1). »

Dans les traités contemporains, on ne trouve aucune mention des rapports qui peuvent exister entre ces deux ordres de faits : écoulement lochial d'une part, involution d'autre part. La disparition des lochies se fait en général entre le 8e et le 12e jour. Rémy (de Nancy) a signalé « vers le 15e ou 17e jour une légère réapparition de l'écoulement rouge » qu'il désigne sous le nom de « petit retour des couches (2)». Dans le tout récent article de M. Jeannin (3) consacré à la « Séméiologie des Lochies », il n'attache aucune importance à la quantité des lochies chez les nourrices ou chez les femmes qui n'allaitent pas ; il en est de même pour la marche de l'involution.

Nous avons, au cours de nos recherches, constaté à maintes reprises la disparition rapide des lochies, du 5e au 8e jour, sans que nous ayons pu saisir une modification quelconque, favorable ou non dans la marche de l'involution. Nous sommes bien loin de l'opinion émise par Maygrier : « De tous les accidents qui peuvent survenir aux femmes accouchées pendant les deux ou trois premiers jours qui suivent l'accouchement, il n'en est point de plus fâcheux que la suppression des lochies ou même une *diminution sensible dans leur écoulement.* » Nos mensurations se sont trouvées être les mêmes et l'utérus disparaissait derrière la symphyse au terme normal ni plus tôt, ni plus tard.

(1) Milsom, Thèse, p. 74.

(2) Dubrisay et Jeannin, *Précis d'obstétrique*, p. 211.

(3) Jeannin, Séméiologie des lochies. *Presse médicale*, 14 mars 1906, n° 21.

Nous avons de même constaté l'écoulement des lochies sanguinolentes, malgré que l'utérus n'était plus limitable par la palpation sus-pubienne.

L'odeur *sui generis*, lymphatico-spermatique, comme disait Levret, est un caractère beaucoup plus important à étudier que la quantité, qui est d'ailleurs bien difficile à bien apprécier. Nous avons constaté avec une régularité mathématique que la fétidité des lochies coïncidait avec un arrêt dans l'involution, même sans une ascension bien marquée du thermomètre ; plusieurs fois en faisant nos mensurations journalières, il nous a été permis, par la palpation du ventre et en constatant l'arrêt de l'involution, d'annoncer que certainement les lochies étaient fétides, et toujours nous avons pu contrôler que le fait était absolument exact.

Nous concluons donc : 1° Que la quantité des lochies n'a aucune influence sur la marche de l'involution ;

2° Que la suppression rapide des lochies n'empêche pas la régression normale de s'achever dans le délai que nous avons déjà fixé ;

3° Que la persistance d'un léger écoulement lochial sanglant peut se trouver après que l'utérus n'est plus accessible par la palpation abdominale;

4° *Que la fétidité des lochies coïncide toujours avec un arrêt dans l'involution.*

2° Tranchées.

Quelle influence les tranchées utérines ont-elles sur la marche de l'involution ? La réponse à cette question n'a été donnée que par un nombre très restreint d'auteurs ;

parmi eux, un seul, Ganzinotty, a consacré un chapitre spécial à ce sujet. Ganzinotty assure le fait d'avoir noté les tranchées, même chez les primipares, mais malgré cela il ne base ses calculs que sur des cas observés chez des pluripares. Nous ne comprenons pas cette sélection; au contraire, ses calculs auraient présenté un intérêt bien plus important en prenant en considération les cas de primiparité ; on sait en effet que les arrière-douleurs ne sont signalées que chez les multipares : « Celles-ci (les primipares) en sont ordinairement exemptes, à moins qu'il existe dans la cavité utérine un fragment de placenta, des lambeaux de membranes, un caillot (1). » Quant à nous, nous n'avons jamais constaté l'existence de tranchées chez les primipares, mais toujours chez les multipares et surtout chez les grandes multipares. Parfois il nous est arrivé d'observer quelques petites contractions douloureuses chez des primipares, mais elles étaient tout à fait fugaces et ne présentaient pas les caractères spéciaux des tranchées. Si l'on veut voir dans toute contraction un peu désagréable du post-partum les véritables tranchées, on pourrait affirmer alors que toutes les accouchées en ont.

Ganzinotty a réuni 29 cas observés chez des multipares ; 17 auraient présenté un retrait rapide, le 10° jour on trouvait 1 cm. 7 de hauteur sus-pubienne, et 12 cas se rapportaient au retrait lent ; le 12° jour on trouvait 3 cm. 1 pour la mensuration sus-pubienne.

Comparant ces résultats à ceux donnés par le même auteur, on trouve qu'il existe des différences, bien faibles

(1) Tarnier et Chantreuil, *Traité de l'art des accouchements*, t. I, p. 771.

cependant, avec le tableau qu'il donne de l'involution chez les multipares ; « il est par conséquent légitime de conclure que *les tranchées accélèrent l'involution utérine* (1) ».

La raison que l'on a donnée pour expliquer ce fait est la suivante : que les contractions utérines vident les sinus utérins du sang qu'ils contiennent, d'où diminution du volume, raison identique à celle que le professeur Depaul donnait pour expliquer que 12, 18 et même 24 heures après la délivrance, le diamètre vertical de la matrice est moindre qu'immédiatement après la délivrance : « La rétraction produite par les contractions qui succèdent à l'accouchement et qui sont habituellement assez énergiques est plus accentuée, *les sinus plus comprimés renferment moins de sang* (2). »

Nous savons quelle est la cause des tranchées : la présence des caillots dans la cavité utérine. Nous croyons donc que les contractions ont pour seul résultat de chasser au dehors le corps étranger qui se trouve dans la cavité corporéale ; elles ont donc un but déterminé : l'expulsion des caillots ; une fois ceux-ci sortis, ou que l'excitabilité réflexe qui produit la contraction de défense est calmée par un procédé thérapeutique, les tranchées cessent.

Les contractions n'ont donc jamais porté à faux sur un organe creux. C'est dans ce cas que les sinus seraient vidés, mais nous ne devons pas oublier que la rétraction utérine et les contractions de l'utérus qui, immédiatement après l'expulsion de l'arrière-faix, ont fait les « ligatures vivantes » ont déjà vidé les sinus de leur contenu. Nous

(1) GANZINOTTY, Thèse de Nancy, p. 58.
(2) DEPAUL, *Leçons cliniques*, p. 759.

n'avons observé qu'un nombre relativement restreint de cas de véritables tranchées utérines et dans ces circonstances nous n'avons pas observé des différences qui fussent assez sensibles et assez nettes pour leur attribuer une influence quelconque sur la marche de l'involution.

Si la valeur d'un cas positif est vraie, quelle doit être la valeur de plusieurs cas négatifs, nous devrions conclure au retard de l'involution dans les cas de tranchées utérines.

Obs. — Il s'agissait d'une grande multipare (6e grossesse), âgée de 43 ans, ayant toujours accouché à terme d'enfants vivants et pesant plus de 7 livres. La grossesse actuelle s'est de même terminée à terme. L'enfant, très gros, pesait 4.400 grammes. Placenta, 600 grammes. Durée du travail, 5 heures. Immédiatement après la délivrance, les tranchées apparaissent. Il faut mentionner le fait qu'à tous ses accouchements antérieurs, *sauf pour le premier*, cette femme a souffert de coliques utérines atroces.

Nous avons pris la hauteur sus-pubienne quelque temps après la délivrance et nous avons trouvé 14 centimètres, chiffre absolument exceptionnel et un des plus élevés que nous ayons trouvé dans nos observations. On lui administre 1 gramme de pyramidon, les coliques diminuent d'intensité, mais ne disparaissent que le lendemain après lui avoir donné une nouvelle dose de pyramidon. La largeur de l'utérus était de 10 centimètres après la délivrance. Le 3e jour, au moment de notre mensuration, nous remarquons que l'utérus a augmenté de volume et mesure de nouveau 14 centimètres de hauteur sus pubienne. Nous reconnaissons vite la cause de ce phénomène. La femme ne cessait de se plaindre de nouvelles coliques excessivement douloureuses qui demandaient l'application de cataplasmes laudanisés. Après cette nouvelle crise terminée, comme la première, par l'expulsion de caillots, l'utérus diminue brusquement de volume de façon à présenter le 4e jour 10 centimètres de diamètre vertical et 8 cm. 5 de diamètre transverse. A partir de ce moment, la régression, tout en marchant régulièrement et d'une façon ininterrompue, fut un peu plus longue et le 14e jour on pouvait encore délimiter aisément l'utérus au-dessus du pubis.

Nous ne nous croyons pas autorisé à tirer une conclusion quelconque de ce cas, d'autant plus que dans plusieurs autres cas que nous avons eu l'occasion de suivre, quoique l'intensité des douleurs ne fût pas aussi marquée, nous n'avons pas noté que l'involution fût plus lente.

Nous résumons donc notre opinion en disant que les tranchées utérines n'ont aucune influence sur la marche de l'involution.

3° Ergot de seigle.

Nous sommes loin du temps où les matrones de l'Europe et de l'Amérique s'en allaient auprès des femmes en couches avec leur moulin à ergot pour administrer de la poudre à foison au moindre retard du travail, pour vaincre les obstacles de toutes natures, même les dystocies osseuses ! Les professeurs d'Obstétrique P. Dubois et Depaul ensuite, restèrent cependant partisans de l'emploi de l'ergot, le premier administrait une dose d'ergot avant d'entreprendre une version, le deuxième le recommandait dans la délivrance. La vogue de l'ergot se perpétua à travers les temps, et pendant une longue époque il fut la panacée des accoucheurs. Employé pendant le travail, pendant la délivrance, il fut ensuite conseillé dans les suites de couches. En 1858, Jules Guérin en faisait le remède contre l'infection puerpérale pour empêcher l'arrivée de l'air dans la cavité utérine ; on l'employait à tort et à travers et d'autant plus que des voix autorisées le conseillaient.

Bientôt il devint le spécifique de l'involution utérine. Le professeur Depaul s'exprime ainsi à ce sujet : « De même chez les femmes auxquelles on a administré du seigle ergoté après l'accouchement, vous pouvez noter une diminution *plus rapide* du volume de l'utérus (1). »

Si l'abus et les méfaits de l'ergot de seigle ont été combattus par les accoucheurs modernes, si les indications obstétricales ont été nettement posées dans leurs limites très restreintes, cela n'a pas empêché qu'aujourd'hui même, quelques thérapeutes (Arnozan) lui gardent encore un culte et le recommandent comme le spécifique de l'involution utérine.

Il était tout naturel que les auteurs voulussent corroborer ce fait et proclamer les bienfaits de l'ergot sur la marche de l'involution utérine.

Ganzinotty, dans la clinique du professeur Hergott de Nancy, a résumé 31 cas où l'ergot fut administré « soit après la délivrance pour arrêter une hémorragie ou pour prévenir l'inertie utérine, soit dans les premiers jours des couches pour une raison ou pour une autre (?) (2) ».

Il arrive ainsi à établir deux tableaux sur la marche de l'involution ; il en tire la conclusion suivante : « En réalité, certains tracés pris isolément nous ont paru ne pas traduire l'efficacité du seigle ergoté, et, dans certains cas, l'ergot de seigle a été administré *coup sur coup*, sans que la courbe ait montré qu'il y ait eu *accélération consécutive* du travail de régression (3). »

En 1887, Blanc (Émile) a fait des recherches d'après les

(1) Depaul, *Leçons cliniques*, p. 763.
(2) Ganzinotty, Thèse, p. 54.
(3) Id., *Ibid.*, p. 56.

conseils du professeur Fochier de Lyon (1). Il employa l'ergotine Yvon dont 1 centimètre cube équivaut à 1 gramme d'ergot en injections sous-cutanées. La première injection était pratiquée 15 heures après la délivrance et répétée par la suite durant les 10 premiers jours du puerpérium. Sur 100 observations, il arrive aux conclusions suivantes, que nous résumons ainsi :

10e JOUR

	Diminution	Augmentation	Pas de changement
	—	—	—
Pas d'ergotine . .	80 p. 100	10 p. 100	10 p. 100
Ergotine (5 jours).	75 —	15 —	10 —
Ergotine(10jours).	74,5 —	8,5 —	17 —

On constate, d'après ces chiffres, que par l'administration de l'ergot dix jours durant, il y aurait eu abaissement du taux des diminutions : de 80 p. 100 à 74,5. Cet abaissement nous semble vraiment trop peu évident pour conclure à l'action bienfaisante de l'ergot ; d'ailleurs, l'auteur lui-même arrive à la même conclusion : « D'ores et déjà, sans aller plus avant dans l'analyse des faits, analyse, disons-le, qui ne ferait que confirmer les résultats généraux acquis, nous pouvons conclure que l'ergotine n'a *aucune action* sur l'involution utérine. »

L'auteur croit même à l'influence préjudiciable de l'administration de l'ergot.

« Tout paradoxal que le phénomène puisse paraître, nous nous demandons même si la marche régulière de cette involution ne peut pas être contrariée par l'adminis-

(1) Blanc, *Lyon médical*, vol. LV, p. 490-492, 1887.

tration de l'ergot. Cette idée est basée sur ce fait, que les *involutions rapides* sont incontestablement *moins fréquentes* dans les cas où la femme a été soumise au traitement par l'ergot. »

Personnellement, nous n'avons aucune observation sur l'emploi de l'ergot de seigle dans l'involution ; à l'heure actuelle, on l'emploie de plus en plus rarement dans les Maternités.

Mais, nous appuyant sur les résultats des auteurs que nous venons de citer, de même que sur l'action physiologique de l'ergot et sur la nature intime des phénomènes de l'involution, nous tirons la conclusion suivante : l'ergot de seigle et ses principes ne sont nullement le spécifique de l'involution utérine, la tétanisation des fibres musculaires de l'utérus n'ayant aucune influence favorable sur les processus de dégénération dont elles sont le siège.

CHAPITRE IX

INFLUENCE DES OPÉRATIONS OBSTÉTRICALES

Parmi les causes si variées que les auteurs ont étudiées comme pouvant avoir une action favorable ou, au contraire, préjudiciable à la marche normale de la régression utérine, il en est une qui n'a été que très peu invoquée, nous voulons parler des opérations obstétricales.

Wieland, Autefage n'ont rien dit sur les rapports qui peuvent exister entre une application de forceps, une version ou toute autre opération obstétricale, et la marche de la régression utérine. Charpentier et Sinclair donnent dans leurs tableaux quelques cas d'opérations et les dimensions utérines, mais sans y attacher aucune importance.

Le seul ouvrage que nous ayons trouvé spécialement consacré à l'étude des relations qui peuvent exister entre le processus de régression et l'intervention obstétricale est la thèse d'Aron (1), de Paris. L'auteur appuie ses conclusions sur une douzaine d'observations, dont nous donnerons le résumé dans un tableau que nous avons dressé

(1) Aron, *Etude clinique sur le retrait de l'utérus dans les cas de manœuvres obstétricales*. Thèse, 1883.

d'après l'analyse faite de ses observations et auxquelles nous en ajoutons quelques autres que l'auteur emprunte, et surtout interprète à sa guise, à Sinclair et à Charpentier.

Tableau établi par nous d'après les observations d'Aron

NOMBRE DES observations	JOUR APRÈS l'accouchement	HAUTEUR utérine	NATURE DE L'INTERVENTION
1re observation	18e jour	cont. 9	Craniotomie et céphalotripsie.
2e »	26e »	6	Version et craniotomie.
3e »	25e »	dépasse la symp.	Version, température 38°.
4e »	13e »	9	Forceps.
5e »	10e »	9, 5	Dilatation du col avec l'éponge. Forceps.
6e »	22e »	déborde larget	Excitateur Tarnier. Version. Craniotomie.
7e »	26e »	id.	2 app. de forceps et Ergotine.
8e »	22e »	déborde notabt	id. id.
9e »	14e »	7	Forceps. Température. Lochies fétides.
10e »	15e »	6	Version.
11e »	13e »	8	Forceps.
12e »	14e »	9	Epaule (Évolution spontanée)?
SINCLAIR			
1re »	14e »	109 mm.	Forceps.
2e »	20e »	109 »	id.
CHARPENTIER			
1re »	34e »	11 cent.	Forceps.

Aron, après avoir relaté ses 12 observations, et dont « *les résultats en sont patents* » (??) ajoute qu'il n'est pas rare d'en trouver de semblables dans la science, mais il n'en ajoute que trois (!).

Si nous regardons de près, nous devons immédiatement supprimer la 12e observation ; en effet, une présentation de l'épaule qui a la chance d'évoluer spontanément, abandonnée à elle-même, n'est pas, on le comprend sans peine, une intervention obstétricale ; sur les 11 observations restantes, nous en relevons 2 où il y eut élévation de température (obs. III et IX) ; il est dommage que la courbe thermométrique n'ait pas été jointe à chacune d'elles.

L'auteur invoque comme raison du retard de l'involution utérine une certaine influence due à l'inertie utérine, « non pas à l'inertie du travail, dit-il, puisqu'il n'y a pas eu d'hémorragie pendant la délivrance, mais à une inertie post-partum, à un véritable « *surmenage* » de l'utérus ».

M. Doléris, dans son livre *Métrites et fausses métrites* (1), tout en reconnaissant le manque de précision d'Aron, étant donné la fréquence des lochies fétides, s'associe pleinement à l'explication du surmenage utérin invoqué par l'auteur ; il y a quelque chose qui choque dans sa logique : invoquer un surmenage douteux pour une infection patente et avouée !!

Tout naturellement, il met en avant comme cause la durée excessive du travail, cependant il ne cite qu'une seule observation dans laquelle le travail ait duré cinquante-cinq heures. Mais, pour lui, la véritable cause du retard est passée inaperçue, ou tout au moins il n'a pas su l'interpréter, et en voici les preuves : « Pourquoi les manœuvres obstétricales jouissent-elles de ce fâcheux privilège ? C'est là une question encore non résolue. Qu'il nous soit permis toutefois de faire remarquer l'extrême

(1) Doléris, *Métrites et fausses métrites*, p. 432.

fréquence de *la fétidité des lochies* dans ces opérations, fétidité qui *semblerait indiquer un état particulier de la muqueuse ?* »

« C'est dans l'étude de la pathologie comparée (??) qu'on pourra peut-être trouver un jour (!) l'influence réelle des manœuvres obstétricales sur la marche de l'involution utérine (1). »

Il suffit de lire cette phrase pour saisir aussitôt quelle a été la véritable cause « de ce fâcheux privilège » : c'est l'infection. Les mains de l'accoucheur qui fait la version, les cuillers du forceps, sont les porte-microbes qui vont faire éclater l'infection utérine, se traduisant par l'élévation de la température, la fétidité des lochies, d'une extrême fréquence, et aussi par l'*involution lente*, *traînante* ou par *un véritable arrêt.*

Point n'est besoin d'aller interroger la pathologie comparée pour comprendre comment se fait l'infection, et pourquoi, une fois qu'elle existe, on trouve un de ses principaux signes : *l'arrêt ou la durée inusités de l'involution* utérine; toutes les fois que l'on constate qu'un utérus dépasse la symphyse pubienne de quelques centimètres de plus que la dimension qui doit lui correspondre d'après le jour, on doit immédiatement penser à l'infection : c'est un de ses « petits signes », si nous osons nous exprimer ainsi. Nous contestons donc toute valeur à ces observations et les conclusions nous en semblent fausses.

Nous avons, parmi nos observations, plusieurs cas d'interventions obstétricales : délivrance artificielle, applications de forceps, un cas d'inversion utérine, curage digital,

(1) Aron, Thèse, p. 42.

curettage, écouvillonnage, etc. ; nous n'avons jamais observé le moindre effet fâcheux sur la marche rétrograde de la matrice, lorsque la courbe thermométrique oscillait autour de la normale ; et, au contraire, toutes les fois que la température s'élevait, que les lochies devenaient fétides, nous avons constaté un arrêt dans l'involution.

Au tableau d'Aron, nous opposons le nôtre, que voici :

Tableau construit d'après nos propres observations

NUMÉRO DE l'accouchement	JOURS APRÈS l'accouchement	HAUTEUR Sus-pubienne	NATURE DE L'INTERVENTION
122	11e jour	2 cent.	Curage, Curettage.
145	9e »	6 »	Forceps en D. P. dans l'excavation. Ecouvillonnage le 9e jour.
149	14e »	0 »	Forceps en O. P.
151	6e »	6 »	Délivrance artificielle.
159	8e »	2 »	Curage digital. — Ecouvillonnage.
178	14e »	0 »	Délivrance artificielle.
193	12e »	0 »	Pose de l'écarteur Tarnier pour lenteur de la dilatation (travail 75 heures). Forceps dans l'excavation en G. A. — Délivrance artificielle. — Périnéorraphie.
203	9e »	0 »	Forceps en G. A. — Délivrance artificielle. Périnéorraphie.
204	11e »	0 »	Délivrance artificielle.
206	11e »	0 »	Forceps en D. A. (placenta prævia)
208	9e »	0 »	Forceps en D. A. (Périnéorraphie).
234	9e »	0 »	Forceps en D. A.
241	13e	0 »	Forceps en G. A. après 79 heures de travail. Etat général grave. — Périnéorraphie. Délivrance artificielle.
77	14e »	0 »	Inversion utérine réduite.

Il nous semble qu'il suffit de jeter un simple regard sur le tableau ci-dessus pour saisir toute l'importance de l'asepsie obstétricale sur la marche de l'involution utérine et aussi pour comprendre pourquoi nous sommes si sceptique envers ce « surmenage » invoqué par Aron et plus récemment par M. Doléris pour expliquer le soi-disant retard de la régression de la matrice !! Nous avons 2 observations dans lesquelles la durée du travail a été exceptionnellement longue, 75 et 79 heures (nous sommes bien loin de l'unique observation d'Aron de 55 heures), précédées et suivies de graves et multiples interventions. Il y a bien là de quoi surmener un utérus, et cependant, le 12e jour, la femme quittait bien portante la Maternité !!

CHAPITRE X

INFLUENCE DE L'ALLAITEMENT

L'allaitement a été, est et sera toujours une grosse question, qui devra sans trêve ni repos préoccuper les médecins et dont les mille aspects sous lesquels on peut la considérer présentent tous un intérêt palpitant, tous peuvent avoir leur utilité pratique. Nous constatons cependant que la question des rapports de l'involution des organes génitaux, après l'accouchement, et de l'allaitement n'a pas donné lieu à un grand nombre de recherches, depuis que, grâce à l'initiative du professeur Budin, l'attention des chercheurs a été plus particulièrement attirée sur ce point important qu'est l'allaitement maternel. Les auteurs qui ont étudié l'involution ont tous néanmoins considéré les liens de l'allaitement et de l'involution, et dans un instant nous exposerons leurs opinions ; malgré nos recherches, nous n'avons trouvé aucune thèse spécialement consacrée à ce sujet ; celle de Verrier-Litardière (1) date de 1875 et il ne traite pas uniquement ce côté de la question.

(1) Verrier-Litardière, *Étude sur les avantages matériels de l'allaitement maternel.* Thèse de Paris.

De la lecture des différentes opinions émises par les auteurs nous pouvons établir une classification comprenant trois groupes :

1° Un premier groupe sera formé par ceux qui croient que l'allaitement maternel *favorise* d'une façon manifeste, quel que soit le mécanisme invoqué, le retour de l'utérus à son état normal ;

2° Le second groupe comprend les auteurs qui, contrairement aux précédents, croient que l'allaitement, loin de favoriser la régression normale de l'utérus, *favorise*, au contraire, *l'arrêt de l'involution*, ou tout au moins la *retarde* d'une façon appréciable ;

3° Enfin, dans le troisième groupe, nous trouverons les auteurs qui professent une opinion différente des deux précédemment énoncées : pour ceux-ci, l'allaitement étant une fonction qui tient le premier rang parmi les phénomènes physiologiques, n'a *aucune influence*, soit favorable, soit défavorable, sur la marche de l'involution.

Voyons maintenant et par groupe l'opinion des différents auteurs :

1er groupe : Wieland, Schneider, Jacquet, Serdukoff considèrent l'allaitement comme une cause favorisant le retrait de l'utérus.

Déjà Jacquemier (1) avait exprimé cette idée : « On observe moins souvent, chez les femmes qui nourrissent sans se fatiguer, des écoulements sanguins légers *se répétant et persistant au delà du temps ordinaire des couches*. Quelques femmes, sujettes à des congestions sanguines, à des manifestations névralgiques du côté des ovaires et de

(1) JACQUEMIER, Article : Allaitement du *Dict. des Sc. méd.*

l'utérus, se trouvent débarrassées de ces accidents après une ou deux grossesses suivies d'allaitement. »

Schröder (1) est aussi du même avis, « mais on peut néanmoins en conclure que chez les multipares l'involution se fait plus régulièrement que chez les primipares et que *c'est en particulier chez les femmes qui ne nourrissent pas que l'on rencontre les plus grandes irrégularités* ».

Les auteurs modernes ne donnent pas leur opinion et se limitent à répéter celle des autres. Ribemont-Dessaignes et Lepage (2) affirment que le professeur Pinard est partisan de l'influence favorable de l'allaitement sur la marche de l'involution en provoquant par action réflexe des contractions répétées de l'utérus.

Ganzinotty arrive aux mêmes conclusions et trouve « que la lactation est un phénomène physiologique, qui, loin de troubler le processus de l'involution, loin de le retarder, le favorise au contraire :

« 1° Que le retrait rapide ou lent se fait mieux chez les nourrices que chez les femmes qui n'allaitent pas ;

« 2° Quand le retrait est rapide, la lactation le favorise chez les primipares, tandis qu'elle paraît moins favorable chez les multipares ;

« 3° Si le retrait est lent, on voit mieux les bons effets de la lactation, que la femme soit primipare ou multipare. »

La plupart des anciens gynécologistes se rangent dans cette catégorie, puisqu'ils considèrent non seulement le défaut d'allaitement comme une cause d'arrêt dans l'involution, mais même comme une cause banale de métrite,

(1) SCHRÖDER, *Traité d'accouchement*. Trad. de CHARPENTIER, p. 207-143, 1875.

(2) RIBEMONT-DESSAIGNES et LEPAGE, *Précis d'obstétrique*, p. 544.

attribuée par beaucoup de chirurgiens à l'involution incomplète.

Scanzoni (1) dit : « Nous sommes convaincu que rien n'exerce sur le retour de l'utérus une *influence plus heureuse* que l'allaitement joint à un régime hygiénique convenable. Il provoque une excitation modérée des nerfs de la glande mammaire, qui à leur tour ont une grande influence sur la production de fortes contractions utérines. »

« Depuis un grand nombre d'années, nous avons fixé notre attention sur ce fait et nous pouvons affirmer que rien ne ramène plus rapidement la matrice à son volume normal que l'allaitement maternel ; nous ne croyons pas aller trop loin en attribuant la fréquence de la métrite chronique chez les femmes du monde, à la mauvaise habitude de plus en plus répandue qu'elles ont de ne pas allaiter elles-mêmes leurs enfants. »

Cet auteur, qui est un partisan ardent du défaut d'involution comme cause de métrite, donne les chiffres suivants pour défendre son opinion : sur 196 enfants provenant de 54 femmes atteintes de métrite, 57 seulement auraient été nourris par leur mère, et il ajoute (2) : « Nous sommes convaincu que l'on observerait beaucoup moins de métrites chroniques et même d'autres maladies des organes génitaux si les femmes, surtout celles des classes élevées, voulaient remplir plus souvent leurs devoirs maternels... »

L'opinion du gynécologiste allemand est partagée par Aran (3) qui arrive à la proportion « de 70 p. 100 des

(1) SCANZONI, *Métrite chronique*, p. 9, 1866.

(2) *Métrite, etc.*, p. 271.

(3) ARAN, *Traité des métrites*, p. 11.

affections utérines qui ont passé sous ses yeux, les femmes n'avaient pas nourri ».

« Nombre de femmes nourrices, ajoute-t-il, ont vu se développer des affections de ce genre pour s'être levées prématurément, mais une remarque qui nous a été faite par plusieurs d'entre elles, c'est que la suppression de l'allaitement a toujours été suivie d'une aggravation dans les accidents utérins. »

« Les femmes ne manquent donc sans inconvénients à la loi de la nature qui leur commande de nourrir leurs enfants, et si l'illustre Jean-Jacques eût connu cette influence fâcheuse du non-allaitement, il s'en fût fait une arme de plus pour rappeler les femmes à un devoir trop facilement oublié. »

Nous ajoutons à cette liste de gynécologistes Churchill, Nonat (1), « l'abstention de l'allaitement doit figurer, sans contredit, parmi les causes les plus fréquentes de la métrite ». Enfin Courty (2) dit : « Le défaut d'allaitement à la suite des couches n'est pas sans influence sur l'accomplissement du travail de l'involution, sur la déplétion et le dégorgement de l'organe, et par suite sur le développement des maladies utérines. La fluxion considérable et continue que l'allaitement entretient sur les mamelles, détourne les mouvements fluxionnaires qui se porteraient sur l'utérus, avec d'autant plus d'efficacité que ces deux organes sont rattachés l'un à l'autre par un lien sympathique, non équivoque et par conséquent, aide les actes de résolution et de résorption qui tendent à dissiper la congestion et l'en-

(1) NONAT, *Traité des maladies de l'utérus*, p. 199.
(2) COURTY, *Traité des maladies de l'utérus*, p. 357, 1881.

gorgement de la matrice. » Courty pense même que l'allaitement empêche la menstruation de s'établir et par conséquent elle évite une nouvelle cause de congestion pour la matrice.

Les gynécologistes modernes ont complètement changé les idées étiologiques des métrites ; les causes qui naguère occupaient la place des causes déterminantes (manque d'involution par défaut d'allaitement) ont perdu leur suprématie et sont allées occuper la place plus modeste de causes occasionnelles ; et quelques-uns, non sans raison, n'admettent même pas ce rôle de cause secondaire.

IIe groupe. — Parmi les accoucheurs qui font partie de ce groupe, nous devons placer en première ligne, par son autorité, le professeur Depaul (1) : « J'ai remarqué aussi, contrairement à l'opinion de beaucoup d'auteurs, que l'allaitement, loin de favoriser le retrait de l'utérus, le *retarde sensiblement.* Cela ne paraît pas étonnant à ceux qui ont observé des femmes, chez lesquelles la succion de l'enfant déterminait des douleurs assez vives du côté de la matrice, douleurs s'accompagnant de l'expulsion d'un peu de sang liquide et même de caillots ; ces douleurs sont quelquefois assez vives pour nécessiter la suppression de l'allaitement. »

Autefage se range au même avis. Charpentier s'exprime ainsi (2) : « Pour moi, au contraire, l'allaitement, qu'il s'agisse des primipares ou des multipares, *retarde incontestablement* l'involution utérine, qui est dans ce cas toujours de 5 à 6 jours en retard sur les femmes qui ne nour-

(1) DEPAUL, *Leçons cliniques*, p. 762.
(2) CHARPENTIER, *Traité d'accouchement*, t. I, p. 565.

rissent pas. J'attribue ce retard à ce que l'excitation déterminée sur les mamelles par la bouche de l'enfant réagit sur l'utérus qu'elle congestionne et chez lequel elle rappelle la fluxion sanguine qui retarde ainsi l'involution. »

Milsom (1), après avoir étudié en détail les résultats de ses observations et signalé le fait que la cavité utérine présente une longueur beaucoup plus considérable chez les femmes qui allaitent que chez celles qui ne sont pas nourrices, arrive à cette conclusion : « Nous admettons donc que l'allaitement *est une cause de retard du retrait utérin* ; chez les nourrices l'utérus reste gros plus longtemps. »

IIIe groupe. — Dans ce dernier groupe nous classerons les auteurs qui ne croient à aucune influence, soit bonne, soit mauvaise, de l'allaitement sur l'involution ; de même que ceux qui, sans affirmer ou nier l'une quelconque de ces deux opinions, n'attribuent à l'allaitement qu'un rôle tout à fait secondaire.

Nous devons tout d'abord placer en tête le professeur Tarnier (2) : « Ce que nous pouvons dire dès à présent, c'est que les *conditions individuelles* ont sur la marche de la régression utérine une *influence beaucoup plus grande que l'allaitement* » et il cite quelques observations à l'appui.

Avrard (3) déclare que, n'ayant pas un nombre suffisant d'observations, il s'abstient de donner son opinion.

M. Auvard (4) est par contre tout à fait catégorique

(1) MILSOM, Thèse de Lyon, p. 75.
(2) TARNIER et CHANTREUIL, *Traité de l'art des accouchements*, t. I, p. 755.
(3) AVRARD, Thèse, p. 112.
(4) AUVARD, *Travaux d'obstétrique*, t. II, p. 47.

dans son opinion, qu'il émet ainsi : « Pendant l'allaitement la régression utérine continue et, quoi qu'on ait dit, *il ne semble pas prouvé qu'elle soit modifiée par lui, soit en bien soit en mal.* »

« L'heureuse influence de l'allaitement sur la régression utérine paraît avoir été soutenue par quelques auteurs dans le but, d'ailleurs très louable, d'encourager les mères à nourrir leurs enfants. Qu'on entretienne les accouchées dans cette idée, rien de mieux, mais le médecin ne doit pas en être dupe. »

Si l'on regarde de près les arguments invoqués par les auteurs des deux premiers groupes, on n'a pas de peine à constater que leur principal argument leur est commun; mais que selon l'idée que l'on veut défendre on l'interprète dans l'un ou l'autre sens. Ils se basent sur les connexions, bien connues des physiologistes, qui existent entre la glande mammaire et l'appareil génital; la succion du mamelon s'accompagne, dit-on, de contractions utérines, d'où congestion active de l'organe.

Pour les uns les contractions utérines étant une cause très importante dans la marche de l'involution, ne peuvent que la favoriser ; pour les autres, les phénomènes congestifs produits par la contraction réflexe nuiraient à la régression.

Les uns invoquent le fait que les succions du mamelon déterminent des douleurs vives du côté de la matrice et s'accompagnent de l'expulsion de sang liquide ou en caillots.

Les autres se basent sur le même phénomène, mais juste pour constater l'effet contraire.

Les accoucheurs anglais, semble-t-il, emploient la succion

du mamelon pour réveiller les contractions utérines et parer aux hémorragies par inertie utérine.

Milsom s'appuie sur l'opinion de Gassner qui aurait constaté que le poids des lochies atteint 1 kgr. 485 dans les 8 premiers jours chez les nourrices, poids qui serait deux fois supérieur à celui des femmes qui n'allaitent pas, et il voit dans ce fait une relation entre « la quantité des lochies expulsées et le travail de désorganisation graisseuse de l'utérus ».

Ce dernier argument nous semble dépourvu de toute valeur, nous avons maintes fois noté le jour de la disparition des lochies et nous avons constaté qu'il n'y a pas de règle fixe, ni de différences nettement marquées entre les femmes qui allaitent, celles qui avaient eu des enfants mort-nés et celles dont les enfants étaient soumis à l'allaitement artificiel ou mixte.

Nous avons constaté aussi que parfois les lochies cessaient complètement dès le 5e ou le 6e jour, malgré l'allaitement et malgré aussi que l'utérus fût encore bien au-dessus des pubis. S'il y avait une relation étroite entre la quantité des lochies et l'involution, nous aurions dû trouver dans ces cas une véritable super-involution.

Le cas habituel est que lochies et involution marchent de pair, mais combien d'irrégularités et d'exceptions! Loin de nous l'idée de toucher aux modifications histologiques des phénomènes d'involution, nous avons écarté ce côté de la question, nous ne voulons pas non plus discuter les opinions d'auteurs autorisés par leur science, sur les phénomènes intimes de la désorganisation graisseuse de l'utérus et de l'origine des lochies, etc. ; mais qu'il nous soit permis de dire qu'il y aurait intérêt à étudier de près ces phénomènes et que peut-être tout n'est pas connu dans la nature intime du mécanisme de l'involution.

On a fait de la fréquence des contractions douloureuses du post-partum chez les nourrices, par réflexe ayant son point de départ dans la succion du mamelon, un argument en faveur de l'action bienfaisante de l'allaitement. « Nous ne croyons pas à cette action bienfaisante de l'excitation réflexe par titillation ou succion du mamelon sur l'apparition des tranchées, pas plus qu'à l'action que ces dernières peuvent avoir sur la bonne ou mauvaise marche de l'involution. » (Tarnier.)

En effet, on sait, depuis Mauriceau, que la cause des tranchées est locale, utérine et sans aucune connexion avec l'allaitement ni l'involution utérine rapide ou lente.

Nous venons de classer les opinions multiples et variées qui ont eu cours et qui règnent même à l'heure actuelle dans la science; il est aisé de voir combien elles sont disparates et opposées et combien il est difficile de se former une idée sur cette question, qui présente cependant un gros intérêt et qui pourrait avoir des applications pratiques qui ne seraient pas à dédaigner.

C'est pour nous orienter dans ce chaos et pour nous faire une opinion basée sur des faits scrupuleusement observés que nous avons poursuivi avec un soin spécial ce point de nos recherches.

Sur nos 120 observations, nous en avons éliminé tout d'abord 13 qui ne nous semblent pas entrer en ligne de compte, il nous en reste cependant un nombre assez considérable, 107.

Ayant remarqué de quelle façon s'est poursuivi l'allaitement, nous sommes arrivé au résultat suivant :

Allaitement maternel	. . . .	87 cas
— mixte	. . . .	15 —
— artificiel	. . . .	5 —
		107 cas

Nous avons procédé ici pour établir des moyennes de la même façon que pour toutes nos recherches, Tout d'abord, nous avons cherché le terme moyen de l'involution sur les 107 cas, sans tenir compte du mode d'allaitement; et ensuite nous l'avons cherché séparément pour chaque catégorie et nous sommes arrivé aux chiffres suivants :

Allaitement maternel :	87 cas	. . . .	11e jour
— mixte :	15 —	. . . . .	12e —
— artificiel :	5 —	. . . . .	12e —

La moyenne générale est de 11,7. Maintenant, en tenant compte de l'état de primiparité ou de multiparité pour chaque catégorie, nous avons obtenu :

Allaitement maternel	Primipares :	55 cas . .	11e jour
	Multipares :	34 — . .	10e —
Allaitement mixte	Primipares :	10 cas . .	12e jour
	Multipares :	5 — . .	10e —
Allaitement artificiel	Primipares :	3 cas . .	11e jour
	Multipares :	2 — . .	10e —

En présence de ce résultat et par le simple examen des chiffres que nous venons de donner, on peut formuler les conclusions suivantes :

1° Que par l'analyse de 107 observations dans lesquelles le mode d'allaitement a été marqué, on arrive à trouver comme délai moyen de l'involution de la matrice le chiffre 11,7 qui correspond parfaitement avec celui que nous avons donné de l'étude de l'involution en général;

2° Que par conséquent le mode d'allaitement n'a aucune influence bien marquée sur sa marche ;

3° Que peut-être l'allaitement maternel en favoriserait cependant un peu la marche, qui serait très légèrement plus rapide ;

4° Que de l'étude détaillée des cas des différents modes d'allaitement et en tenant compte de l'état de primiparité ou de multiparité, nous trouvons le 10e jour comme étant le terme moyen pour les dernières et le 11e jour pour les premières ;

5° Que, ici comme ailleurs, nous remarquons que chez les pluripares la régression utérine est un peu plus rapide ;

6° Que nous nous rangeons dans le 3e groupe que nous avons établi, c'est-à-dire que pour nous le mode d'allaitement n'a aucune influence, ni favorable, ni préjudiciable sur la marche de l'involution utérine.

CHAPITRE XI

INFLUENCE DES MALADIES

§ 1. — Infection puerpérale.

C'est à Jules Guérin que revient l'honneur d'avoir démontré le premier, en 1858, les rapports intimes qui existent entre l'arrêt de l'involution normale et l'apparition de l'infection puerpérale. Avant lui, ce fait n'avait été l'objet d'aucune attention spéciale : « *on l'avait vu, mais on ne l'avait pas regardé* ». On sait à quelles critiques et discussions donna lieu cette assertion qui était à cette époque ce qu'elle est encore maintenant, une absolue vérité et un des points les plus remarquables de l'involution normale.

Nous avons passé en revue toutes les circonstances physiologiques qui ont été invoquées comme ayant une action quelconque sur l'involution ; dans un instant, nous ajouterons à cette énumération quelques états pathologiques, mais nous avons hâte de pouvoir prononcer bien haut, que *la seule, la véritable cause* ayant une *influence marquée, palente, décisive, sur l'arrêt* de l'involution normale, c'est *l'infection*. Lorsque la cavité utérine est envahie par les microbes pathogènes de la septicémie puerpérale, l'involution s'arrête et l'infection commence. Si nous avons déjà attiré l'attention à maintes reprises et même avec une certaine insistance sur ce sujet, c'est parce que nous sommes convaincu, d'après le résultat de nos recherches, que c'est là que se trouve le point fondamental, capital de l'histoire de la régression de la matrice; sans infection, l'involution marche d'une façon régulière et continue; avec l'apparition de l'infection, plus d'involution normale, c'est de la sub-involution (nous y reviendrons au chapitre consacré à ce sujet) ou de l'arrêt complet de l'involution. Nous croyons que l'on doit considérer l'arrêt de l'involution comme un signe très important, et cependant il n'est pas signalé dans les traités récents; on décrit bien la douleur utérine produite par la palpation; il nous semble que l'arrêt de l'involution est un signe aussi important et parfois même il se présente avant que la palpation soit douloureuse et que l'endométrite puerpérale soit confirmée par la fétidité lochiale, l'élévation de la température.

Dans le chapitre consacré à la durée de la grossesse, nous avons déjà dit que, pour nous, l'opinion admise que dans les accouchements avant terme, et surtout dans les avortements, l'involution est plus longue, s'explique facilement par le fait de la fréquence de plus en plus grande des avortements criminels, et partant de l'infection; nous pourrions citer un nombre considérable de cas dans lesquels nous avons constaté le fait que nous venons d'énoncer.

En voici quelques-uns pris au hasard :

Accouchement 122. — Primipare de 22 ans. Plaques muqueuses

de la face interne des grandes lèvres. Arrive à la Maternité à la dilatation complète ; accouchée sans antisepsie préalable (bains, toilettes vulvaires, injections), d'un enfant macéré pesant 1.030 grammes. Délivrance incomplète, *rétention de caduque;* placenta lourd, 420 grammes.

Hauteur sus-pubienne, 12 centimètres. Largeur, 10 centimètres.

Le 1er jour, hauteur sus-pubienne, 10 centimètres. Largeur, 8 centimètres.

Pas de température, ni de fétidité des lochies.

Le 3e jour, brusquement, la hauteur sus-pubienne est de 11 cm. 8 ; la largeur, 9 centimètres ; écoulement lochial fétide, frisson. Température.

On pratique immmédiatement un curage digital, suivi du curettage.

Voici quelles ont été les dimensions les jours suivants :

	Hauteur	Largeur	Température
	—	—	—
4e jour. .	11	8,7	39°
5e — . .	8	7	37°,5
7e — . .	7	6	37°
8e — . .	6,5	5,5	37°
9e — . .	6	5	37°
10e — . .	4	4	

La malade quitte l'hôpital le 11e jour sur sa demande, dans un bon état général ; aucune douleur à la palpation de l'utérus et perdant à peine.

Cette observation prise comme exemple est le type de toutes nos observations et nous croyons inutile de les citer en détail. Dans toutes nous trouvons les deux faits : arrêt de l'involution, apparition de l'infection.

La marche de l'involution reprend son cours normal et parfois très rapide, dès que disparaît l'infection par un traitement rationnel approprié.

Nous croyons que si l'on considérait l'arrêt de l'involution comme un signe important et parfois précurseur de l'infection localisée, on éviterait de graves complications et un grand nombre d'interventions ; nous avons constaté à maintes reprises qu'une simple injection utérine faite à temps, lorsque l'arrêt de l'involution le commandait, suffisait pour faire rentrer tout dans l'ordre.

Ce que nous venons de dire pour les accouchements avant terme, nous le répétons pour les accouchements au terme normal de la gestation. Nous pourrions citer à l'appui de nos dires plusieurs observations, mais nous nous bornerons à en exposer deux, qui nous semblent démontrer le fait que nous signalons d'une façon remarquable, et qui sont des plus instructives.

Obs. I. — Accouchement 190. Secondipare de 32 ans. Au terme de la grossesse. Sommet O. I. D. P. Le travail assez pénible dure 20 heures. A la dilatation complète, la tête s'engage brusquement et il se produit un procubitus du cordon. Enfant, 2.800 grammes. Délivrance normale. Placenta, 650 grammes.

Voici quelles ont été les mensurations journalières :

	Température.	Jours.	Hauteur.	Largeur.	
	—	—	—	—	
	Normale.	1er	10,5	10,3	
		2e	9,5	9,3	
		3e	8	8	
		4e	8	9	arrêt
Lochies fétides. Injection.	39°,2	5e	10,5	10,5	
Écouvillonnage. Hémorragie.	38°,2	6e	9,5	9,5	
	39°,8	7e	9,5	9,5	arrêt
	40°,4	8e	9	9	

	Température.	Jours.	Hauteur.	Largeur
	40°	9e	8	8
	39°	10e	7,5	7,6
	38°	11e	7	7
	38°	12e	6,4	6,2
	38°	13e	5,5	5,3
Abcès à la cuisse.	37°	14e	4,4	4,4
		15e	3,2	3,2
	Normale.	16e	3	3
		17e	3	3
		18e	2,1	2,1
		19e	1,5	1,5
		20e on ne sent plus l'utérus		
	38°,8	27e *phlébite de la jambe gauche.*		

Cette observation nous semble prouver jusqu'à l'évidence l'action manifeste de l'infection utérine sur la marche de l'involution ; nous ferons ressortir que *l'arrêt de l'involution a eu lieu le 4e jour, avec une température normale et sans fétidité des lochies.*

Ce fut seulement le lendemain (5e jour) que la température s'éleva à 39°,2 et que les lochies furent franchement fétides. Nous constatons aussi qu'une fois l'écouvillonnage pratiqué, malgré les températures très élevées l'involution reprit sa descente normale. Ces élévations thermiques étaient sans doute le fait de l'infection généralisée, cela n'a plus d'influence sur la marche de l'involution. Une fois que la barrière utérine est franchie, et bien entendu lorsque l'utérus est nettoyé, l'infection n'a plus sur lui aucune influence. Ceci est prouvé : 1° par la présence d'un abcès à la face antéro-externe de la cuisse, le 14e jour, sans que pour cela il y eut la moindre modification dans l'involution; 2° et par l'apparition d'une phlébite de la jambe gauche, le 27e jour, alors que l'utérus était revenu sur lui-même.

Obs. II. — Accouchement 241. Primipare de 20 ans. Infirmière. A terme. Sommet en O. I. G. A. Travail particulièrement pénible et long, compliqué de rupture prématurée des membranes. L'accouchement est terminé par une application de forceps en G A, pour perte de méconium et modification des bruits du cœur. Chloroforme. Périnéorraphie. État général très grave. Menace de syncopes. Sérum, éther, caféine, huile camphrée.

Voici les suites :

	Température.	Jours.	Hauteur.	Largeur.	
	—	—	—	—	
	36°,2	1er	11	10	
	39	2e	10	10	
Lochies fétides. Injection vag. iodée. Lav. utérin.	38°	3e	10	10	arrêt
	37°,2	4e	10	10	
	37°,2	5e	9,5	9,5	
	37°,8	6e	8,2	8,2	
	37°,4	7e	7,8	8	
Grattage du vagin. Lavage iodé.	38°,5	8e	7,8	8	arrêt
	Normale.	9e	6	6	
	Normale.	10e	5	4,9	
	Normale.	11e	4	3,2	
	Normale.	12e	2,5	2	
	Normale.	13e	1,6	1,3	

Le 15e our on ne sent plus l'utérus.

Cette deuxième observation vient confirmer d'une manière absolue ce que nous avons dit pour la première; de plus, nous faisons remarquer que le 4e jour la température baissa sur celle de la veille, les lochies étaient beaucoup moins fétides et cependant la mensuration nous indique que l'utérus n'avait pas diminué de volume.

L'involution continue normalement jusqu'au 8e jour ; là, nouvel arrêt, qui coïncide avec une température de 38°,5 ; après le grattage du vagin pratiqué ce jour même et un lavage utérin iodé, l'involution reprend son cours, et la température oscille à peine autour de 37°.

Il nous semble inutile d'insister davantage sur ce point et nous nous croyons suffisamment autorisé à conclure ainsi :

1° Que l'infection puerpérale, localisée à l'endomètre, est la seule et véritable cause de l'arrêt de l'involution ;

2° Que la sub-involution ou l'arrêt de l'involution est un signe constant et indéniable de l'infection utérine.

§ 2. — Lymphangite. Galactophorite.

A côté de l'infection puerpérale localisée, nous devons signaler comme maladie propre à l'état puerpéral : la lymphangite du sein, se compliquant parfois de galactophorite et plus rarement, aujourd'hui que l'on applique le traitement préconisé par le professeur Budin, d'abcès de la glande. Étant donnés les rapports physiologiques qui existent entre l'utérus et la glande mammaire, et l'influence que pour quelques auteurs présente l'allaitement, il était rationnel de chercher l'effet que les maladies de la glande pouvaient avoir sur la marche de la régression. Garipuy (1) a même invoqué la présence des simples ger-

(1) Garipuy, *Revue médicale de Toulouse*, p. 28, 1875.

çures comme ayant une action sur la marche de l'involution « : J'inclinerais à croire que la douleur qu'elles produisent doit avoir un retentissement défavorable sur l'utérus. » Disons tout de suite que si l'on trouve parfois des contractions douloureuses provoquées par la succion, ce fait est loin d'être la règle, et que l'on voit un nombre considérable de femmes qui présentent des gerçures aux seins, sans être incommodées par des coliques utérines au moment de la succion du mamelon. De plus, la fréquence des gerçures est relativement considérable ; nous n'avons pas eu l'idée de remarquer cette complication, mais nous sommes bien certain qu'elle n'a aucun retentissement sur la régression. A un degré plus élevé, les gerçures peuvent être le point de départ de lymphangite qui s'annonce par de la douleur, de la rougeur mais surtout par un frisson suivi d'une ascension thermique en fusée, absolument caractéristique ; il suffit d'avoir vu quelques courbes pour dépister facilement ensuite la cause d'une semblable élévation de la température dans les suites de couches.

Nous pourrions citer plusieurs exemples dans lesquels la présence d'une lymphangite n'a eu aucun effet sur la marche régulière de l'involution.

Lorsque les canaux galactophores sont infectés, la courbe thermométrique n'est plus la même, elle reste élevée en plateau et s'accompagne d'autres signes admirablement décrits par le professeur Budin et qui sont aujourd'hui bien connus. Malgré cette atteinte plus grande de la glande, la matrice n'en subit pas le contre-coup, même lorsque par la suite les acini glandulaires sont eux-mêmes le siège de l'infection et que l'abcès du sein est constitué.

Nous avons observé des galactophorites doubles, des abcès qui ont nécessité une intervention et jamais la courbe de l'involution ne fut modifiée.

Nous concluons après observation de nombreux cas :

Que ni les gerçures, ni les lymphangites du sein, pas plus que les galactophorites simples ou doubles, ni les abcès du sein, n'ont une influence quelconque sur la marche de l'involution.

§ 3. — **Vaginite granuleuse**.

Comme affection compliquant la grossesse, on observe une forme spéciale de vaginite dite « granuleuse ». Nous avons eu l'occasion d'en observer plusieurs cas. La présence de la vaginite ne détermine par elle-même aucune modification dans la marche de l'involution, mais il est facile, si les soins antiseptiques ne sont pas très méticuleux, très suivis, d'observer une légère infection utérine grâce à la propagation facile des germes pathogènes.

Il nous a été donné d'en observer un cas très net : une femme présentant une vaginite granuleuse très marquée est arrivée à la Maternité après rupture prématurée des membranes, avec une dilatation de 3 centimètres et demi et qui n'avait pris, au cours de sa grossesse, aucune précaution antiseptique. Cette femme présenta par la suite une légère infection utérine qui arrêta pendant 2 jours la marche de l'involution.

Nous avons, par contre, observé d'autres cas de vaginite granuleuse dans lesquels on avait pris pendant la grossesse, pendant le travail et les suites de couches, toutes les précautions antiseptiques désirables et nous avons constaté une marche absolument normale dans la régression.

Voici le résumé de cette observation :

Obs. Accouchement 154. Primipare de 21 ans. Grossesse à terme. Sommet en G. P. Durée du travail, 33 h. 30. Enfant, 3.420 grammes. Placenta, 450 grammes.

Vaginite granuleuse intense, et *végétations vulvaires et rectales très abondantes.*

Involution régulière et normale; quitte l'hôpital le 10e jour, sur sa demande; l'utérus est à 2 cm. 2 du pubis, la largeur est de 2 centimètres.

§ 4. — **Maladies générales.**

A. **Syphilis.** — Un grand nombre d'auteurs (Barnes, Chenet, Fauquez, Avrard) ont signalé comme cause assez importante dans l'étiologie de l'arrêt d'involution « la cachexie syphilitique », ils ont donné des explications multiples, quelques-uns invoquent un « affaiblissement de la tonicité musculaire et de l'économie générale » (Avrard).

Lorsque nous avons parlé de l'involution dans les avortements, nous avons dit que souvent la syphilis les provoquait et encore que beaucoup d'auteurs considèrent dans ce cas l'involution comme étant plus longue, il était naturel de conclure que la syphilis était la cause primitive et principale du retard dans l'involution.

Dans nos observations, nous relevons 10 cas de syphilis confirmée. Quelques-uns de ces accouchements ont eu lieu au voisinage du terme, la plupart ont eu lieu prématurément entre 5 et 8 mois ; nous étions donc placés dans des conditions assez exceptionnelles pour étudier et l'influence de la syphilis et celle de l'accouchement avant terme sur la marche rétrograde de la matrice. Nous avons déjà cité l'observation (accouchement 122, p. 138) de cette femme accouchée prématurément et qui présentait des plaques muqueuses de la face interne des grandes lèvres. On constata un arrêt de l'involution le 2e jour, mais le curettage pratiqué ayant vidé l'utérus des caillots et des débris de caduque, l'involution marcha très régulièrement par la suite, malgré que les accidents secondaires aient persisté ; si la syphilis par elle-même avait eu une influence quelconque, accélérante ou retardante, nous aurions dû la constater dans ce cas où la vérole était en pleine évolution. Nous répétons ici ce que nous avons dit ailleurs, que si certains auteurs ont cru à l'influence néfaste de la Tréponémose sur l'involution, c'est parce qu'elle est la cause fréquente des avortements et des accouchements prématurés qui sont facilement compliqués d'infection, mais lorsque cette dernière n'existe pas, l'involution est absolument normale.

Voici le résumé de quelques cas observés par nous et qui nous semblent absolument démonstratifs :

Obs. 1. — Accouchement 131. IIpare âgée de 24 ans. Accouchement prématuré au terme de 6 mois et demi. Enfant macéré (ascite) pesant 1.000 grammes. Placenta, 420 grammes. Durée du travail, 13 heures. Spécificité maternelle.

Le 8e jour, l'involution est terminée.

Obs. 2. — Accouchement 239. Ipare de 25 ans. Grossesse de 6 mois environ. Durée du travail, 13 h. 50. Enfant mort et macéré pesant 1.000 grammes. Placenta, 400 grammes.

Le 10e jour, la malade quitte l'hôpital; par le toucher combiné, on constatait que l'utérus avait repris ses dimensions normales.

Obs. 3. — Accouchement 238. Vpare de 43 ans. Grossesse au terme de 7 mois. Sommet en G. A. Enfant mort et macéré pesant 1.500 grammes. Placenta, 320 grammes.

Involution normale ayant duré 10 jours.

Obs. 4. — Accouchement 134. IIpare de 29 ans. Grossesse de 8 mois environ. Sommet en D. P. Durée du travail, 17 heures. Enfant macéré pesant 2.570 grammes. Délivrance normale et complète. Placenta, 850 grammes. Spécificité maternelle.

L'involution se termine le 10e jour du post-partum.

Obs. 5. — Accouchement 151. IVpare de 35 ans. Grossesse de 8 mois. Sommet en G. A. Durée du travail, 11 h. 10. Délivrance naturelle. Rétention de débris de caduque, extraction manuelle. Suites normales. Enfant mort et macéré. Syphilis maternelle.

Involution normale, le 10e jour on ne sent plus l'utérus.

Obs. 6. — Accouchement 173. Vpare de 35 ans. Grossesse de 8 mois. Sommet en G. A. Durée du travail, 16 h. 35. Délivrance naturelle et complète. Enfant mort et macéré pesant 2.240 grammes. Placenta, 750 grammes.

Involution, 14 jours. Légère infection. 2e jour, 38°. Lavage utérin.

Obs. 7.— Accouchement 181. IIpare de 25 ans. Grossesse à terme. Sommet en G. A. Durée du travail, 18 h. 5. Enfant pesant 3.950 grammes présentant du pemphigus plantaire et palmaire. Délivrance artificielle. Placenta, 830 grammes.

Involution normale en 12 jours.

Nous basant sur l'analyse des observations précédentes, nous croyons que nous sommes en droit de conclure :

1° Que la syphilis n'a aucune influence sur la marche et la durée de l'involution quel que soit le terme de la grossesse ;

2° Que l'involution dans les cas de syphilis évolue plus ou moins vite selon l'époque même de la grossesse.

B. **Tuberculose.** — La bacillose pulmonaire a été souvent incriminée comme ayant une influence très sensible sur l'involution utérine, mais les opinions sont partagées, certains l'accusent d'en retarder la marche et classent la « cachexie strumeuse » dans la même catégorie que la cachexie syphilitique (Barnes, Avrard); d'autres croiraient plutôt à une action favorable mais également désastreuse, puisqu'elle favoriserait la super-involution de l'utérus (Simpson). Nous avons eu la bonne fortune de pouvoir observer quelques cas d'accouchement chez des femmes présentant de la bacillose pulmonaire, tantôt à la première période, tantôt à la période de ramollissement, ou caverneuse, nous n'avons remarqué aucune influence.

Dans un cas, nous avons observé une involution assez rapide, mais chez cette femme les lésions pulmonaires étaient peu avancées.

§ 5. — Maladies infectieuses.

On trouve dans la littérature médicale plusieurs observations assez contradictoires de l'influence des maladies infectieuses sur la marche de l'involution.

Fièvre typhoïde. — West publie en 1854 une observation dans laquelle il se serait produit un arrêt d'involution.

Ganzinotty publie 2 observations de fièvre typhoïde (1).

Dans la première, il s'agissait d'une femme qui accouche à terme, dans la stupeur et la prostration la plus complète.

Involution rapide, régulière, malgré la température élevée.

(1) GANZINOTTY, Thèse de Nancy, p. 67 et suivantes.

Sa 2e observation est celle d'une femme primipare chez laquelle apparut une dothiénentérie grave le 6e jour des suites de couches.

Le 11e jour, le fond de l'utérus n'est plus perceptible au-dessus du pubis, lochies blanches, non fétides.

Le 31e jour, mort subite. A l'autopsie, on a trouvé un utérus parfaitement rétracté; cavité utérine, 7 centimètres; épaisseur du fond, 2 centimètres; largeur de l'utérus à sa partie moyenne, 7 centimètres.

Cette observation présente un intérêt considérable, elle démontre que l'involution s'est accomplie très régulièrement, malgré l'état fébrile continu, et ensuite que l'utérus présentait ses dimensions normales, donc l'involution était complète.

Pneumonie et broncho-pneumonie. — Ganzinotty cite un cas de pneumonie grave, l'autopsie et le tracé démontrent « que l'utérus s'était bien rétracté ».

Il cite de même un cas de broncho-pneumonie compliquée d'accès éclamptiques, avec état typhoïde grave et élévation thermique considérable sans que cette complication ait, dit-il, modifié l'involution utérine normale.

Grippe. — Il nous a été donné d'observer un cas d'accouchement chez une femme atteinte de grippe qui s'était déclarée 3 jours avant l'accouchement et dont l'évolution n'était pas terminée 5 jours après.

Malgré l'état fébrile, l'involution a été normale.

Accouchement 145. Primipare de 18 ans et demi. Grossesse à terme. Durée du travail, 41 h. 45 terminée par une application de forceps en D. P., dans l'excavation. Délivrance normale et complète; les 3 jours qui suivent l'accouchement ont été marqués par 38, 39, 40°.

Le 12e jour, l'involution était complète.

Albuminurie. — L'albuminurie de la grossesse se rencontre bien plus rarement depuis que les femmes fréquentent les consultations et que l'on institue le régime lacté à la moindre trace d'albuminurie trouvée dans les urines. Cependant, il nous a été donné d'en observer un cas assez caractéristique.

Accouchement 250. Primipare de 23 ans, à terme. Durée du travail, 25 h. 55 ; G. P. Délivrance naturelle et complète. Enfant de 3 540 grammes. Placenta, 740 grammes. Infarctus nombreux. A l'arrivée, 14 grammes d'albumine.

Sans stigmates bien nets de spécificité maternelle ou paternelle, quoique cependant l'enfant fût mort et macéré.

Malgré cette énorme quantité d'albumine et quelques prodromes éclamptiques, l'involution fut régulière et eut lieu dans les délais habituels.

Nous avons suivi d'autres femmes qui présentaient de l'albumine dans leurs urines, mais en très petite quantité et pendant un temps excessivement court, nous ne pouvions les considérer comme présentant de l'albuminurie gravidique.

Rétrécissement mitral. — En période d'asystolie. Rien d'anormal dans l'involution.

Primipare de 22 ans, à terme. Sommet en G. A. Durée du travail, 7 h. 20. Poids de l'enfant, 3.900 grammes. Placenta, 450 grammes. Délivrance naturelle et complète. Involution le 11ᵉ jour.

De ce seul cas, nous ne pouvons tirer une conclusion nette, mais nous n'attachons aucune importance à cette affection au point de vue de l'involution.

Épilepsie. — Un cas, nous ne faisons que le mentionner et, comme pour les autres états, pas d'anomalies.

Nous ferons remarquer que cette épilepsie n'a subi aucune modification du fait de la grossesse.

CHAPITRE XII

SUB-INVOLUTION

Simpson (1), d'Edimbourg, attira le premier, en 1852, l'attention sur un état particulier d'hypertrophie utérine auquel il donna le nom de *Sub-involution* pour rappeler que cet état n'était autre chose qu'un défaut dans l'involution normale. Quelques années plus tard, Snow-Beck (2) traitait de nouveau cette question en rapportant une observation d'une « nouvelle maladie de l'utérus ». Grâce à ces auteurs, d'autres cas furent signalés et bientôt la Sub-involution vint prendre place à côté de l'involution normale comme n'étant autre chose qu'une régression arrêtée dans sa marche.

Cet état conquit encore le droit de cité dans le cadre nosologique et on trouve des ouvrages, des écrits, dans lesquels la Sub-involution est considérée comme une entité morbide spéciale ; au lieu de la considérer, selon nous, comme une simple complication infectieuse de l'involution normale.

Nous verrons dans un instant, en parlant des causes invoquées par les auteurs pour expliquer cet état spécial, que

(1) Simpson, *Monlh. J. M. Sc. London*, t. XV, p. 127 à 138, 1852.
(2) Snow-Beck, *Anat. Pathol. London Transactions.*

l'infection occupe la plus large place et que si l'on veut bien regarder de plus près, on verra qu'il n'est pas difficile de trouver une origine infectieuse à toutes les causes invoquées.

Anatomie pathologique. — Le premier travail sur cette question est celui qui a trait à l'observation citée par Snow-Beck. L'étude histologique montra à cette époque que les fibres musculaires se trouvent au même état de développement et avec le même aspect qu'au 9e mois de la grossesse, avec le volume des fibres en moins, et surtout, l'absence de dégénérescence graisseuse qui ne se produirait pas et qui serait la cause de la Sub-involution.

D'autres auteurs, et en particulier Finn, en font presque uniquement de l'hypertrophie musculaire. Virchow et Foster acceptèrent cette hypertrophie, mais dans laquelle fibres musculaires et tissu conjonctif seraient augmentés de volume. Scanzoni et de Sinéty accordaient plus d'importance à l'hyperplasie et lui donnaient une origine inflammatoire; tandis que Seifert et Säxinger, de Prague, n'acceptaient pas cette opinion. West accepte l'origine inflammatoire; pour lui, contrairement à l'opinion émise par Snow-Beck, il y aurait manque de résorption après la dégénérescence graisseuse qui ne fait jamais défaut. Aujourd'hui, M. Doléris, qui a fait une étude très complète de la question, dit : « Je ne contredis pas à cette opinion (celle de West), en ce qui concerne l'association de la Sub-involution et de l'inflammation; mais ce sont là des cas mixtes desquels on ne peut tirer aucune notion précise quant à la *sub-involution pure* et à la *régression incomplète primitive* de l'utérus (1). »

(1) Doléris, *Métrites et fausses métrites*, p. 429.

Nous avouons franchement ne pas comprendre cette distinction, puisque par définition même la Sub-involution est la régression incomplète de l'utérus.

Par ce très succinct résumé des opinions émises sur l'histologie pathologique de la Sub-involution, nous voyons que le désaccord a régné parmi les auteurs et qu'aujourd'hui même l'accord est loin d'être complet, mais que la nature inflammatoire est l'opinion la plus acceptée.

Étiologie. — Nous empruntons à M. Doléris la classification des causes capables de produire la Sub-involution :

1° INFECTION. — Malgré que M. Doléris range la Sub-involution parmi les « fausses métrites », qui, d'après sa propre définition, seraient des maladies *sans infection*, et dues à de simples *troubles de nutrition* nés sous des influences diverses, nerveuses, traumatiques, etc. ; il place en tête des causes de la Sub-involution l'infection admise par West, et qu'il défend avec une précision remarquable ; il y a là une contradiction qui choque et que nous ne pouvons pas ne pas mettre en relief. Voici ce qu'il dit à ce propos (1) : « Avec West, dont l'opinion a une valeur indiscutable, il faut mettre en première ligne l'influence de l'infection puerpérale. C'est ainsi qu'on voit chez une femme dont la régression utérine s'est effectuée *normalement et rapidement*, pendant 3, 4 ou 5 jours, l'*involution s'arrêter au premier frisson qui témoigne de l'infection commençante*, et sans qu'aucune cause matérielle extrinsèque (déviations, exsudats péri-utérins, adhérences) puisse encore être incriminée ». Cette façon de s'installer de la Sub-involution et que M. Doléris explique si bien,

(1) DOLÉRIS, *Métrites et fausses métrites*, p. 429.

s'est répétée dans tous les cas que nous avons observés : involution normale, arrêt brusque, avec apparition de la température, des lochies fétides, en un mot de l'infection.

Mais continuons la citation de M. Doléris, qui est le meilleur argument que nous puissions employer pour soutenir notre thèse.

« L'infection peut agir ici par elle-même, *per se*, en déterminant une sorte de stupeur de l'appareil génital, car dans bien des cas où la substance même de l'utérus est peu ou point affectée, les éléments infectieux l'ayant seulement traversé pour aller gagner les annexes, le péritoine, les grands viscères et s'y cantonner, l'involution de la matrice n'*en est pas moins brusquement arrêtée.* » M. Doléris admet non seulement une infection cantonnée à l'utérus lui-même, mais il admet même que le seul passage des éléments infectieux est suffisant pour entraver l'involution.

Il est le partisan le plus ardent de l'infection et cependant range la Sub-involution dans les maladies non *infectieuses ! !*

Il n'y a pas de contradictions plus manifestes qu'entre cette façon de procéder et des affirmations comme celles-ci : « En résumé, on voit le plus souvent la Sub-involution persistante, apparaître comme une conséquence de l'infection tout au début du puerpérium, parfois plus durable que celle-ci. » Nous sommes de même étonnés de voir que l'auteur distingue des *Sub-involutions inflammatoires* qui sont des vraies métrites, et des *Sub-involutions sans inflammation,* celles-ci étant des fausses métrites ; nous donnons comme preuves à l'appui ce qui suit : « On peut voir, d'autre part, l'utérus primitivement sain, résister à l'infection précoce de la première phase des suites de couches et *s'infecter ultérieurement par un germe banal.* Ces tissus non involués, mous, sans résistance musculaire, succulents, largement irrigués, offrent encore à *l'élément microbien* une proie facile. Lorsque l'infection procède ainsi insidieusement, avec un mouvement fébrile peu accusé, il est difficile au clinicien de préciser le moment où la métrite vraie a été constituée de toutes pièces. »

Nous croyons bien inutile la distinction que veut faire l'auteur ; du moment qu'il y a Sub-involution, l'infection est constituée ; et elle passe à l'état chronique et persistant, si le traitement n'est pas institué.

2° TRAUMATISMES OBSTÉTRICAUX. — *a) Opérations.*— C'est surtout d'après le travail d'Aron que l'on considère les opérations obstétricales comme une cause de la Sub-involution. Dans le chapitre que nous avons consacré spécialement à l'étude de l'involution normale en rapport avec les interventions, nous avons longuement parlé sur cette question et nous avons, il nous semble, réfuté avec des preuves à l'appui, l'opinion avancée par Aron ; nous avons, de même, fait remarquer que M. Doléris l'accepte aussi, mais avec une grande réserve : « Malheureusement, comme presque tous les travaux antérieurs et contemporains sur le sujet, les résultats en sont faussés par l'élément banal de l'infection passagère ou atténuée, si fréquente dans les maternités à cette époque. Cela ressort même de l'analyse de quelques cas où *l'infection avec fièvre est notée* au cours du puerpérium, sans que l'auteur ait spécialement modifié ses conclusions sur ce point ; cela ressort encore de la *fréquence, de la fétidité des lochies* qu'il signale, d'une façon générale, comme *habituelle* dans ses observations. »

D'après ce que nous avons dit au chapitre déjà cité et par le tableau de nos observations, il nous semble qu'il reste bien démontré que les opérations n'agissent que par l'infection et que même dans les accouchements qui s'accompagnent d'un long travail, et qui demandent des opérations graves et variées, le *surmenage*, s'il existe, ne se fait pas sentir *per se* mais seulement lorsqu'il y a infection concomitante.

b) Déchirures du col, du périnée. — M. Doléris revient sur la question déjà soulevée par d'autres auteurs, savoir : si le traumatisme produit par des délabrements assez étendus du col et du périnée n'entravait pas l'involution normale, ou, en d'autres termes, s'il n'était pas une cause de Sub-involution. M. Doléris affirme le fait pour l'avoir vu ; mais comment agiraient les déchirures pour arrêter l'involution ? Il donne comme réponse que la rupture des filets nerveux, nombreux, et les obstructions thrombosiques des veines, au niveau du « *hile utérin* », entraîneraient des troubles trophiques qui expliqueraient la Sub-involution. Mais cette théorie ne s'accorde pas très bien avec le fait suivant qui est également affirmé par l'auteur.

« Lorsque la lacération périnéale est suturée immédiatement, avec un soin suffisant pour que les surfaces cruentées soient très exactement juxtaposées et soustraites en totalité au *contact de l'air et des liquides*, l'involution utérine ne paraît éprouver aucun trouble du fait du traumatisme périnéal. »

« Le contraire aurait lieu si on laisse la réparation des déchirures périnéales ou utérines se faire spontanément. »

Nous n'avons pas observé une différence aussi marquée.

nous n'en avons même constaté aucune ; l'involution s'est toujours faite aussi régulièrement dans les cas de déchirures du périnée abandonnées à elles-mêmes, que dans ceux où l'on procéda à sa réparation par une périnéorraphie extemporanée.

M. Doléris explique ce fait de la façon suivante : Lorsque les déchirures sont abandonnées à elles-mêmes, il se produit une « irritation douloureuse réflexe sur les extrémités nerveuses sectionnées » qui n'existerait pas avec la suture immédiate, et, par conséquent, il n'y aurait pas de troubles trophiques.

D'après nous, le fait serait plus logiquement expliqué par la facilité plus grande que présente l'utérus à s'infecter lorsqu'il existe des larges plaies ouvertes que lorsqu'on ferme ces plaies au catgut.

Donc, ici, nous trouvons encore l'infection comme cause de la Sub-involution.

3° Rétention d'urine. — On est allé jusqu'à invoquer la rétention d'urine comme cause de la Sub-involution. Autefage avait déjà affirmé le fait.

Nous nous sommes suffisamment expliqué sur ce point, pour qu'il ne soit pas nécessaire d'y revenir.

4° Déviations utérines. — « Il n'y a pas de cause de Sub-involution plus certaine que celle-ci », proclame M. Doléris. Les rétro-déviations ou les antéro-flexions les produisent, mais par quel mécanisme ? par la gêne circulatoire et la congestion passive, ou plutôt par l'élément infectieux qui existe toujours dans ce cas, et qui se traduit par des accès fébriles « assez discrets pour passer inaperçus », par un malaise général, une dénutrition, inappétence, etc. Il y a des signes d'infection et d'intoxication par la résorption qui se fait au niveau de l'utérus lui-même, par la difficulté qu'éprouvent les produits à s'écouler au dehors.

Veut-on une preuve de plus de la nature infectieuse ? Corrigeons la déviation, il s'échappera de l'utérus un liquide sirupeux, d'apparence mellicénique, tantôt un liquide mal lié de couleur jus de cerise ou chocolatée qui, soumis à l'examen bactériologique, révèle la présence des microbes pathogènes.

5° Troubles circulatoires locaux. — Quelques auteurs et en particulier Saenger croient que la dilatation variqueuse des plexus veineux pelviens sont suffisants pour produire la Sub-involution ; « malheureusement la démonstration de ces lésions n'est pas toujours aisée à faire ». Si réellement cette cause existe, il faudrait d'abord s'assurer que l'élément infectieux n'est pour rien dans les troubles veineux.

6° Rétention des débris placentaires ou déciduaux. — Lorsqu'il s'agit de rétention post-abortum, le fait est accepté de tous, nous avons dans un autre chapitre rappelé les raisons que les auteurs ont voulu invoquer pour expliquer le fait assez fréquent de l'apparition de la Sub-involution. Nous avons dit que c'est sur l'histologie que les auteurs s'appuient pour défendre leurs thèses. Les recherches récentes de Saenger ont changé les notions admises et leur explication devient plus difficile et plus confuse. Nous avons dit que nos recherches nous démontraient qu'une fausse couche normale non infectée avait une involution plus rapide qu'un accouchement à terme ; nous constatons que M. Doléris est du même avis. « Je suis en mesure de dire qu'un avortement complètement effectué, laissant la matrice vide de tout débris décidual, *n'a jamais*, à ma connaissance, entraîné *la sub-involution*, soit que j'aie eu l'œuf complet en ma possession, soit que j'aie été appelé à faire le curettage. Je dirais encore que lorsque les choses se passent bien, sans grande perte de sang et *sans infection*, la *régression est habituellement rapide, complète, en moins de temps que dans l'accouchement à terme* (1) ».

7° ALLAITEMENT. — Nous revenons de nouveau sur la question tant débattue de l'influence de l'allaitement maternel sur l'involution. Pour connaître les opinions basées sur les rapports physiologiques, nous renvoyons au chapitre Allaitement, et ici encore nous répétons nos conclusions.

M. Doléris ne voit comme nous dans ces prétendus rapports de l'allaitement et de la Sub-involution que de l'infection. « En réalité, il suffit souvent de quelques précautions pour prévenir les fâcheuses conséquences que certains semblent redouter pour l'utérus dans les cas de non-allaitement. La Sub-involution est bien une condition prédisposante de la métrite, mais avec un traitement rationnel, on en a eu aisément raison. Il suffit par ailleurs que les *parties génitales soient tenues rigoureusement aseptiques* pour que tout danger de métrite soit écarté. »

A cette liste déjà longue des causes présumées de l'involution, nous devons en ajouter beaucoup d'autres, qui ont été invoquées tour à tour par les auteurs, telles les maladies infectieuses: *fièvre typhoïde*, *impaludisme*, *cachexie strumeuse et syphilitique*, infections rénales et même diathésiques, telles que l'*obésité*.

(1) DOLÉRIS, *Métrites et fausses métrites*, p. 437.

Pour beaucoup de ces états pathologiques nous avons observé plusieurs cas, sans cependant remarquer un changement quelconque dans l'involution.

Enfin pour terminer cette énumération étiologique, nous devons mentionner le surmenage *par grossesses répétées et sans interruptions*, signalé par M. Doléris.

Symptomatologie. — On a décrit à cette « nouvelle maladie de l'utérus » des signes physiques et fonctionnels ; parmi les premiers figure *l'augmentation de volume* ; il serait plus logique, il nous semble, de dire *persistance du volume par arrêt involutif*, une mollesse spéciale de l'utérus et « les *troubles de la statique utérine* » antéflexion, rétroversion et même du prolapsus. On sait aujourd'hui que ces troubles statiques tiennent au défaut de laxité des organes d'attache, ou bien à l'effrondrement du plancher périnéal qui est le soutien par excellence de l'utérus. Le prolapsus se produit chez des prédisposées par la nature même de leurs tissus, et la Sub-involution n'est pas en cause. Comme signes fonctionnels on trouve des *pertes sanguines*, de la *leucorrhée*, des *douleurs utérines* et *lombaires*.

Diagnostic. — Dans les suites de couches, on pourrait penser, en présence d'un utérus gros, à de la *Fibromatose*, et le fait n'est pas exceptionnel de remarquer à cette époque des fibromes passés inaperçus pendant la grossesse. De plus nous avons insisté suffisamment sur les signes d'infection concomitants pour se mettre vite sur la voie du diagnostic. A une période plus éloignée de l'accouchement le diagnostic est celui de la *métrite chronique* et de toutes les affections qui peuvent la simuler.

Traitement. — Tout le traitement préventif de la Sub-involution se résume dans un simple mot : *antisepsie* avant, pendant et après l'accouchement.

Certains auteurs et parmi eux Bosc (1), de Montpellier, conseillent le massage immédiat qui favoriserait et activerait le retrait. Desplats (2), après avoir étudié les raisons théoriques qui, de tout temps, ont existé pour faire garder le lit aux accouchées pendant une période fixe déterminée à l'avance, et sans tenir compte des différences individuelles, période « quasi-fatidique des *neuf* jours », que l'on a changée maintenant pour le chiffre non moins arbitraire de 21 jours, conseille le lever prématuré des accouchées ; il a mis en pratique cette façon de faire dans une trentaine de cas avec des résultats très appréciables, méthode qui était déjà préconisée et suivie par Küstner, de Breslau (3) ; « sur 1.000 accouchées, du mois d'avril 1894 au mois de février 1896, à la clinique gynécologique de Breslau, 600 femmes se sont levées de très bonne heure, quelques-unes dès le 2ᵉ jour après l'accouchement. Bien entendu pour les femmes chez lesquelles il y avait crainte d'infection, chez lesquelles étaient survenues une déchirure du périnée ou une contusion violente, des lésions cardiaques, l'interdiction de se lever de bonne heure était restée formelle. Or, les femmes levées précocement ont eu de meilleures suites de couches que celles qui se sont levées plus tard, toutes choses égales après le 6ᵉ jour. Elles ont été d'ailleurs suivies de près, car le plus grand danger que puisse faire courir le lever précoce est une infection latente, il est donc utile de suivre très régulièrement les

(1) Bosc, *Gaz. méd.*, t. II, 1899.
(2) Desplats, *Journal des Sc. médicales de Lille*, 1899.
(3) Küstner, *L'Abeille médicale*, 17 décembre 1898.

températures journalières. Chez ces femmes ainsi levées de bonne heure, les lypothimies, les vertiges ont été exceptionnels, tandis que ces accidents sont de règle chez les femmes qui sont restées au lit jusqu'au 12e jour, ce qui est dû à leur accoutumance à la position horizontale. D'autre part, les femmes qui s'étaient levées de bonne heure faisaient, quand elles quittaient la clinique, l'impression d'un rétablissement plus complet que celles qui avaient quitté le lit qu'un jour ou deux avant leur sortie. Le lever précoce a eu aussi la plus heureuse influence sur les évacuations alvines des accouchées, des garde-robes spontanées ont eu lieu d'autant plus tôt que le lever a été plus précoce. »

« Des examens de contrôle pratiqués ultérieurement n'ont fait constater qu'un cas de rétroflexion. L'involution de l'utérus s'est bien faite et les lochies ont été peu abondantes. Cette nouvelle manière de traiter les suites de couches n'est nullement cause de prolapsus utérin, jamais non plus il n'a été donné de constater des embolies. »

« Pour éviter que la paroi abdominale ne soit trop relâchée, il est bon de faire porter une ceinture » (analyse de *l'Abeille médicale*, 1898, 17 décembre).

Nous avons tenu à reproduire cette analyse du travail de Küstner, qui nous semble très significatif et plein d'intérêt.

Cette pratique a été suivie par Regnault (1) et plus récemment par M. Doléris, qui n'a eu qu'à se louer des résultats obtenus ; il conseille de même le massage utérin.

« Contre les retards manifestes de l'involution s'accusant par les symptômes cliniques indiqués plus haut :

(1) REGNAULT, *Correspondant médical*, p. 12, 30 septembre, 1898.

hémorragies, leucorrhée, signes d'engorgement utérin, on pourrait, en outre de l'hydrothérapie, faire appel au massage utérin qui trouve ici une importante indication, *peut-être la plus justifiée de toutes*, soit dit sans plaider la cause de cette méthode très discutable dans l'application. »

Il y a une série de traitements médicaux et chirurgicaux qui ont été employés. Duval (1), Poulat, Cabanes ont consacré leurs thèses à l'étude de ces différentes méthodes.

(1) Eugène Duval, *Remarques cliniques sur 22 des cas de régression incomplète de l'utérus. Trait. par les injections d'eau chaude prolongées.* Thèse, 1888.

CHAPITRE XIII

SUPER-INVOLUTION

Lorsque l'utérus, après l'accouchement, non seulement revient à ses dimensions, mais dépasse ses limites, il se produit ce que Simpson le premier (et à sa suite beaucoup d'autres) appela la *Super-involution.*

Chiarleoni lui donna le nom d'*Hypotrophie générale* et Frommel celui d'*Atrophie puerpérale.*

Fréquence. — Cet état spécial d'atrophie rapide de l'utérus qui, au début, ne comptait que quelques cas isolés (Simpson, J.-Y. Courty), arrive très vite à une fréquence assez considérable. Nous croyons, par la lecture des observations publiées, que cette prétendue fréquence est due à ce que beaucoup d'auteurs ont décrit n'importe quelle variété d'utérus : petit, infantile (M. Budin (1) a signalé le fait, que l'on peut prendre comme un cas d'atrophie utérine des utérus très petits, infantiles, dans lesquels la grossesse put évoluer), fibromateux et surtout métritique.

Quoi qu'il en soit, les auteurs arrivent aux chiffres suivants :

(1) Budin, *Bulletin Soc. obstét. de Paris,* p. 98, 17 mai 1900.

Simpson (Alex. Roussel), à 1,7 p. 100, soit 22 cas sur 1.300.

Frommel, à la polyclinique de Berlin, trouve 29 cas sur 3.000 accouchements, soit presque 1 p. 100.

Le professeur Müller, de Berne, croit que la proportion est encore plus élevée, et qu'il y a même des Super-involutions transitoires dans les semaines qui suivent l'accouchement et que, plus tard, l'utérus se régénère de nouveau.

Étiologie. — Lorsque l'on veut réunir les conditions étiologiques aussi variées que disparates qui ont été invoquées, on se trouve aux prises avec de grandes difficultés; nous allons néanmoins citer les principales :

Tuberculose pulmonaire. — Simpson (1) (Alex. Roussel), qui a fait une étude synthétique de la question, met en tête la bacillose pulmonaire; il est très intéressant, dit-il, d'observer « qu'une proportion considérable des cas de super-involution sont arrivés chez des femmes phtisiques. Il y aurait même cette particularité que la super-involution aurait lieu chez des femmes qui, avant l'accouchement, n'avaient pas de signes de tuberculose pulmonaire décelés par l'examen de la poitrine ».

Maladie d'Addison. — Simpson aurait observé, au cours de cette maladie, quelques cas de Super-involution.

Sarcomes. — Simpson cite un cas de Super-involution chez une femme de 40 ans, primipare, atteinte d'un sarcome de la jambe.

Avortement avec hémorragie. — C'est la cause que nous avons trouvée le plus souvent citée par tous les auteurs, et

(1) Simpson, *Edinburgh Med. Journal*, p. 961-967, 1883.

tous sont d'accord pour la considérer de beaucoup comme la plus importante. Les auteurs anglais, Simpson, Witehead, attachent une grande valeur à l'hémorragie qui accompagne les avortements. Il nous semble qu'étant donnée la fréquence d'infection dans les cas d'avortement (et surtout à l'époque de Simpson), les troubles produits par l'infection chronique de l'endomètre doivent rentrer pour une large part dans tous ces cas de Super-involution.

Grossesses suivies et répétées. — Il est curieux de voir la même cause invoquée tour à tour comme productrice des états complètement opposés. En effet, nous avons déjà signalé dans le chapitre antérieur que M. Doléris attribue au « surmenage » une action importante dans la Sub-involution, et nous trouvons ici des partisans (Witehead, Simpson, Kiwisch) de cette même théorie, mais comme cause assez importante et relativement fréquente de la Super-involution.

Allaitement. — Même chose arrive pour l'allaitement, et surtout en France on a signalé des cas d'allaitement prolongé ou de galactorrhée persistante (Schwab, Blondel) comme des causes de Super-involution. Frommel et Chiari en Allemagne sont aussi du même avis : pour eux, l'allaitement un peu trop prolongé conduirait assez fréquemment à la Super-involution.

Aménorrhée. — Nous devons mentionner comme cause de Super-involution, signalée dans la plupart des obvervations, l'aménorrhée, et principalement dans celles de Sinclair (1), Chadwick (2), Bixby (3).

(1) SINCLAIR, *The Boston Medic. and Surgical Journ.*, 1877.

(2) CHADWICK, *Ibid.*, p. 420.

(3) BIXBY, *Ibid.*, p. 420.

Maladies nerveuses. — Les maladies nerveuses les plus diverses (aliénation mentale, paraplégie) ont été citées par Simpson, O'Brien, Gregg et d'autres encore. Enfin nous devons signaler en terminant que Simpson « conçoit facilement que l'ergotine administrée à des doses indues peut produire la Super-involution » (!)

Quant à l'anatomie pathologique de l'affection, il règne le même désaccord à son sujet.

Nous n'avons pas eu l'occasion d'observer un seul cas de Super-involution, mais nous nous sommes appliqué à analyser avec soin la plupart des observations publiées en France, en Allemagne et principalement en Angleterre et nous n'avons pu nous convaincre que la soi-disant Super-involution ait des rapports avec les phénomènes involutifs du puerpérium. La fréquence de certaines causes comme l'avortement nous fait plutôt pencher du côté d'un état métritique.

CONCLUSIONS

1° La régression utérine, étudiée par la méthode de mensuration sus-pubienne à l'aide du compas du professeur Budin, donne des résultats cliniques et scientifiques aussi appréciables que ceux obtenus par la mensuration interne à l'aide de l'hystéromètre, et avec en plus l'avantage de sa simplicité et de son innocuité absolue, et de pouvoir aussi apprécier les dimensions verticales et transversales de l'utérus ;

2° L'involution utérine étant un phénomène absolument naturel et physiologique ne s'accompagne d'aucun phénomène d'ordre pathologique et en particulier d'une élévation thermique ;

3° L'involution utérine commence immédiatement après l'expulsion de l'arrière-faix pour se continuer d'une façon continuelle et constante dans les jours qui suivent ;

4° Nous n'avons jamais constaté dans les cas d'involution absolument normale l'élévation brusque signalée par tous les auteurs (Wieland, Autefage, Charpentier, Milsom, Silvie), survenant 18 à 24 heures après la délivrance ;

5° La moyenne de la hauteur du fond de l'utérus à la symphyse pubienne après la délivrance, et obtenue par nous, est de 11 cm. 7, chiffre bien au-dessous de ceux donnés par les auteurs, 19 à 24 centimètres (Wieland, Charpentier, Avrard) ou 16 cm. 4 (Autefage) ;

6° La moyenne de la hauteur de la cavité utérine après la délivrance ou dans les heures qui suivent, prise à l'hystéromètre, est de 12 cm. 4 ;

7° Nous n'avons jamais constaté un arrêt dans l'involution utérine du 3e au 5e jour, coïncidant avec la montée laiteuse (Wieland, Autefage, Charpentier) ou sans cause appréciable (Serdukoff, Milsom) ;

8° C'est entre le 9e et le 12e jour après la délivrance, correspondant à la plus grande majorité des cas, que le fond de l'utérus disparaît derrière la symphyse pubienne ;

9° *a*) On peut observer deux types d'involution : l'un, celui que nous venons d'indiquer, et parfois un autre un peu plus lent ; le fond de la matrice disparaissait alors le 15e jour ;

b) Sur un total de 120 observations nous n'avons jamais trouvé, dans les cas normaux, le fond de l'utérus dépassant de 8 à 9 centimètres le bord supérieur de la symphyse, dans la 2e semaine, comme l'affirment quelques auteurs (Auvard, Silvie) ;

c) Avec l'aide de l'hystéromètre, nous avons fait les mêmes constatations ; de plus, nous avons trouvé comme moyenne de la cavité utérine, le 13e jour, 7 cm. 3 ; chiffre qui est bien près des dimensions d'un utérus pare ;

d) Nous croyons que la hauteur de 9 centimètres le 14e jour, donnée par Charpentier, Avrard, Milsom, est excessive, et que celle de 7 centimètres pour le 17e jour, signalée par Sinclair, de Boston, est un peu plus en concordance avec nos observations ;

10° Le retrait quotidien normal de la cavité utérine,

mesuré à l'hystéromètre, est de 0 cm. 325 par jour, chiffre très inférieur à celui donné par les auteurs, 1 centimètre (Charpentier) et 0,45 (Milsom) ;

11° Par le procédé de mensuration sus-pubienne, nous obtenons une diminution quotidienne de 0 cm. 83 dans la descente de l'utérus à ses dimensions normales ;

12° La largeur de l'utérus décroît d'une façon régulière et parallèle à la hauteur utérine. La moyenne du retrait quotidien étant de 0 cm. 75 ;

13° On observe assez souvent une diminution beaucoup plus considérable vers le 11e ou 13e jour de l'involution, diminution qui peut atteindre jusqu'à 2 centimètres, sans qu'il existe de déviation de l'organe ;

14° *a*) L'involution du col utérin suit comme le corps la même marche régulière et continue ; que les dimensions données par les auteurs et en particulier par Milsom (le 11e jour 6 cm. 4) sont beaucoup trop considérables. Nous fixons à 3 centimètres la longueur du col le 12e jour ;

b) L'involution du col est un peu plus lente chez les multipares, en raison des altérations produites par les déchirures répétées à chaque accouchement ;

15° *a*) L'involution est plus rapide chez les *multipares* que chez les primipares, le 11e jour est le terme moyen pour les premières, et le 12e jour pour les deuxièmes. Nous nous rangeons donc à l'opinion des auteurs allemands (Schneider, Schröder, etc.) et de quelques auteurs français modernes, opinion qui est contraire à celle des classiques français (Depaul, Wieland, etc.) ;

b) L'involution est plus régulière chez la multipare que chez la primipare ; le terme des premières présente peu d'oscillations, tandis que chez les deuxièmes le terme varie dans des proportions plus considérables : du 9e au 12e jour pour les multipares, du 7e au 13e jour pour les primipares ;

c) La cavité utérine mesure le 11e jour chez la primipare 7 cm. 6 comme moyenne, et 7 cm. 9 chez la multipare ;

16° *a*) L'involution est aussi régulière qu'il s'agisse des accouchements avant terme ou au terme complet de la gestation ;

b) Sur 21 cas d'accouchement dont le terme a varié entre 6 mois et 8 mois et demi, nous avons trouvé comme délai de l'involution le 8e jour ;

c) Sur 38 cas d'accouchement qui ont eu lieu au terme normal de la grossesse, nous avons obtenu comme délai de l'involution normale le 12e jour ;

d) Contrairement à l'opinion classique, nous croyons que l'involution se fait *beaucoup plus rapidement* dans les accouchements avant terme, chaque fois bien entendu que le puerpérium n'est pas compliqué d'infection ;

e) C'est justement à cette dernière cause qu'est due l'opinion classique que dans les avortements et dans les accouchements avant terme l'involution est plus lente ;

f) Que l'état de primiparité ou de multiparité dans les accouchements avant terme n'a qu'une influence très peu sensible et en tout cas négligeable en pratique ;

17° *a*) Quel que soit le mode de présentation (sommet et fesses), et qu'il s'agisse de primipares ou de multipares, l'involution se fait toujours dans les mêmes conditions, on peut fixer au 11e jour le délai moyen ;

b) Nous n'avons pas remarqué que dans les G. A. l'involution fût plus régulière que dans les D. P. ou inversement ;

18° *a*) La durée du travail n'a pas d'influence nette et décisive sur la durée de l'involution sur un total de 117 observations ;

b) Par la comparaison de plusieurs observations présentant la même durée de travail, mais avec une différence basée sur l'état de primiparité ou de multiparité, on constate que dans ce dernier cas l'involution est un peu plus rapide, on obtient les moyennes générales suivantes : le 10e jour pour les multipares, le 11e jour pour les primipares ;

19° *a*) Il n'existe pas de relation entre le poids de l'enfant et la durée de l'involution ; il en est de même pour le poids du placenta ;

b) Même dans les cas où au poids du fœtus vient s'ajouter un gros placenta et où par conséquent les dimensions de l'utérus sont supérieures à la normale, on n'observe aucun rapport entre ce fait et une modification quelconque dans la durée et la marche de l'involution ;

c) La quantité du liquide amniotique ne nous semble pas avoir une influence quelconque sur l'involution utérine ;

20° *a*) La quantité des lochies n'a aucune influence sur la marche de l'involution ;

b) La suppression rapide des lochies n'empêche pas la régression normale de l'utérus de s'achever dans le délai que nous avons déjà fixé ;

c) La persistance d'un léger écoulement lochial sanglant peut se trouver après que l'utérus n'est plus accessible par la palpation abdominale ;

d) *La fétidité des lochies coïncide toujours avec un arrêt dans l'involution ;*

21° L'ergot de seigle et ses principes ne sont nullement le spécifique de l'involution utérine ;

22° Les opérations obstétricales n'ont *aucune influence* sur la régression de l'utérus ;

23° L'infection puerpérale localisée à l'endomètre est *la seule et véritable cause* de l'arrêt de l'involution ;

a) La Sub-involution ou l'arrêt de l'involution est un signe constant et indéniable de l'infection utérine ;

b) Ni les gerçures, ni les lymphangites du sein, pas plus que les galactophorites simples ou doubles, ni les abcès du sein, ont une influence quelconque sur la marche de l'involution ;

c) La vaginite granuleuse n'a aucune action sur la marche de l'involution ;

24° *a*) Ni la syphilis, ni la tuberculose, ni les maladies infectieuses n'ont une influence sur la marche et la durée de l'involution ;

b) L'involution dans les cas de syphilis évolue plus ou moins vite selon l'époque même de la grossesse ;

c) Albuminurie, rétrécissement mitral, épilepsie, etc., n'apportent aucune modification au cours de l'involution ;

25° *a*) Le délai moyen des cas dans lesquels le mode d'allaitement a été marqué correspond parfaitement à celui que nous avons donné de l'étude de l'involution en général ;

b) Le mode d'allaitement n'a aucune influence bien marquée sur la marche de l'involution ;

c) Peut-être l'allaitement maternel favoriserait cependant un peu la marche, qui serait légèrement plus rapide ;

d) De l'étude détaillée des différents modes d'allaitement en tenant compte de l'état de primiparité ou de multiparité, nous trouvons :

Le 10° jour pour les multipares.

Le 11° jour pour les primipares.

e) Dans les cas où l'allaitement maternel avait lieu, la régression était, là comme ailleurs, plus rapide chez les pluripares ;

26° *a*) Nous croyons que l'état décrit sous le nom de *Sub-involution* n'est autre chose qu'un arrêt par infection latente, qu'il serait plus logique de l'appeler *Sub-infection* ;

b) Cette conception est largement prouvée par l'analyse des observations, que l'étiologie, la marche et le traitement viennent corroborer ;

27° Quant à l'état spécial décrit sous le nom de *Super-involution*, n'en ayant observé aucun cas nous ne pouvons nous prononcer sur sa nature ; mais il nous semble de par l'étude analytique des cas publiés et des opinions émises sur l'étiologie qu'il règne un désaccord complet, et que peut-être on se trouve en présence d'un état spécial qui n'a aucune relation avec l'involution utérine ;

28° La métrite chronique et le prolapsus utérin que l'on décrit comme ayant leur cause dans une involution défectueuse ou incomplète, reconnaissent une tout autre étiologie : la métrite, l'infection chronique de l'endomètre ; le prolapsus utérin, une prédisposition individuelle, une laxité toute particulière des moyens d'attache de l'utérus tout à fait indépendantes de l'involution de la matrice.

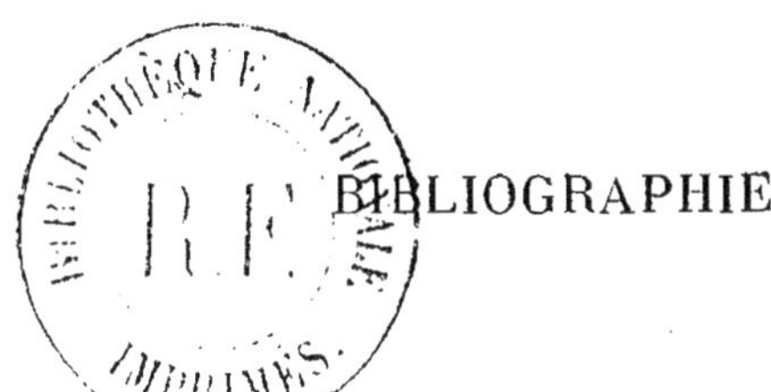

BIBLIOGRAPHIE

1. ARMAND, *Nouvelles observations sur la pratique des accouchemens* 1713.
2. AMENITSKI, *Processus physiologique de l'involution de l'utérus*. Saint-Pétersbourg, 1862-80.
3. ARAN, *Traité des métrites*.
— *Leçons cliniques sur les maladies de l'utérus*, p. 553.
4. ARON, *Étude clinique sur le retrait de l'utérus dans le cas de manœuvres obstétricales*. Thèse de Paris, 1883.
5. ARNOZAN, *Thérapeutique*, t. II, p. 170, Ergot de seigle.
6. ASDRUBALI, *Elem. di Ostetri*. Napoli, 1811.
7. ASTRUC, *L'Art d'accouchement réduit à ses principes*, 1771.
8. ATLÉE (L.-W.), Sub-involution of the Uterus: Three suggestive cases. *Ann. J. M. Sc. Philadelphia.*, 1901, t. XXI, pp. 564-574.
9. AUTEFAGE, *Étude clinique sur le retrait de l'utérus après l'accouchement*. Thèse de Paris, 1869.
10. AUVARD, *Travaux d'obstétrique*, 1888, 2 vol.
— *Traité pratique des accouchements*, 4e éd., 1898.
11. AVRARD, *De l'involution incomplète de l'utérus après la grossesse et de ses conséquences*. Thèse de Paris, 1880.
12. BAILLY, *Dictionnaire de médecine et de chirurgie pratiques*, vol. XII. Art. : Ergot de seigle.
13. BALIN, Ueber das Verhalten des Blutgefasse. *Arch. f. Gyn.*, 1879, t. XV, p. 157.
14. BAND, *Arch. für Gynäkologie*, 1872, ext. du *Lyon méd.*, 1873, t. III, p. 620.
15. BARBIET, *Art des accouchemens*, 1766.
16. BARD, *Compendium of th. on and prat. of Midwi.*, 1815.
17. BARNES (ROBERT), *Traité clinique des maladies des femmes*, 1875, trad. par M. CARDES.

18. BAUDELOCQUE (J.-L.), *Traité de l'art des accouchemens*, 3e édit., 1775.

19. BAUDELOCQUE, *Traité d'accouchement*, etc., 1813.

20. BEHIER, *Lettres à Trousseau sur la fièvre puerpérale.*

21. BICHART, *Dissertation sur la puerpéralité.* Strasbourg, 1813.

22. BLANC, Action de l'ergotine sur l'involution de l'utérus. *Lyon méd.*, 1887, pp. 490 à 492.

23. BLONDEL, *Bulletin de la Société d'obst. de Paris*, 17 mai 1900, p. 196.

24. BOIVIN (Mme), *Mémorial de l'art des accouchements*, 1833.

25. BOIVIN et DUGUEZ, *Traité pratique des maladies de l'utérus et de ses annexes*, 1833.

26. BOSC (P.), Du massage employé systématiquement dans les suites de couches pour activer l'involution utérine. *Gaz. méd. de Paris*, 1899, 11 s., t. II, p. 86.

27. BOUCHACOURT, Recherches de physiologie pathologique concernant l'état puerpéral. *Bull. et Mém. Soc. méd. de Lyon*, p. 391, 1857. — *Dictionnaire encyclopédique des sciences médicales*, t. XXI. Art. : Couches.

28. BOUFFIER (M. et Mme), *Maladies des femmes. Métrite chronique*, 1862.

29. BOULARD, *Quelques mots sur l'utérus.* Thèse de Paris, 1853.

30. BOURGEOIS (LOUISE), *Stérilité, perte de fruits, fécondité, accouchemens, maladies des femmes et des enfans*, 1608.

31. BRAUN, *Lehrbuch der Geburtshulfe*, 1857, p. 225.

32. BRAXTON-HICKS, Cavité utérine après l'accouchement. *Ann. de gyn. et d'obst.*, 1885, t. II, p. 316.

33. BREISKY, *Tageblatt der 43. Versammlung deutscher Naturforscher und Aerzte in Lunsbruck*, 1869, p. 85.

34. BROCARD, *Essai sur les soins que l'on doit à la femme en couches.* Thèse, Strasbourg, 1819.

35. BROTHERS (A.), Intra-uterine exploration for diagnostic purposes. *Poste Graduate N. Y.*, 1904, t. XIX, pp. 702-719.

36. BUDIN et CROUZAT, *La Pratique des accouchements*, 2e édit., 1898.

37. BUDIN et DEMELIN, *Traité d'accouchement et d'allaitement*, 1904.

38. BURNS, *Principles of Midwifery including the diseases of women and children*, 1843.

39. BURTON, *New System of midwif.*, 1751, trad. par LEMOINE, 1771.

40. BUSCH (W.-H.), *Lehrbuch der Geburtskunde*, 1833.

41. CALVET, *Contribution à l'historique des suites de couches normales et pathologiques.* Thèse de Paris, 1875.

42. CAMPBELL, *Introd. to the study and prat. of Midwifery*, 1833.

43. CAPURON, *Cours d'accouchements*, 1811-1828.
44. CAZEAUX, *Traité théorique et pratique de l'art des accouchements*, 10e édit., 1877.
45. CHAILLY, *Traité pratique de l'art des accouchements*, 5e édit., p. 398, 1867.
46. CHANTREUIL, *Des applications de l'histologie à l'obst.* Thèse d'agrégation, 1872.
47. CHAPMANN, *Improv. of Midwifery*, 1739.
48. CHARPENTIER, *Traité d'accouchement*, 1888, t. I, p. 555.
49. CHOMEL, Article : Métrite postpuerpérale in *Dictionnaire* en 30 volumes.
50. CHURCHEL-FLEETWAND, *Traité pratique des maladies des femmes*, trad. de WIELAND-DUBRISAY, l. III, 1866.
51. CHENET, *De l'involution utérine et de l'engorgement utérin*. Thèse de Paris, 1877.
52. COLLIN, *Étude à l'œil nu de la surface interne de l'utérus après l'accouchement*. Thèse de Paris, 1847.
53. COSTE, Sur la fonction de la caduque. *Compte rendu des séances de l'Académie des Sciences*, t. XV, p. 59. Notes sur la nature de la caduque dans l'espèce humaine.
54. COURTY, *Traité pratique des maladies de l'utérus*, 1872, p. 654, 1re édit. — *Dictionnaire de Dechambre*, 1886, t. VII.
55. CRÉDÉ, Gesunde und Kranke Wöcherinnemen, 1886.
56. DALLE, *Du régime des femmes en couches*. Thèse de Paris, 1808.
57. DAWKES, *The true Knowledge of Midwifery*, 1736.
58. DELBET, *Traité de chirurgie* de DUPLAY et RECLUS, t. VIII.
59. DELEUZE, *Art des accouchements*.
60. DENNAN, *Introduction to the pratic of Midwifery*, 1797.
61. DEPAUL, *Leçons cliniques*, p. 760, 1876.
62. DESORMEAUX, *Dictionnaire* en 20 volumes.
63. DESPLATS, Est-il bon que la femme soit condamnée à un repos sévère après l'accouchement ? *Journal de la Société médicale de Lille*, 1899, t. I, p. 73, 81.
64. DEVENTER, *Observations sur le Manuel des accouchemens*, trad. par BOUHIER D'ABLAINCOURT, 1734.
65. DIONIS, *Traité général des accouchemens*, 1718.
66. DOLÉRIS, *Métrites et fausses Métrites*, 1902.
67. DOLÉRIS et PICHEVIN, *Introduction à la pratique gynécologique*, 1896.
68. DOUGLAS, *A short account on the Sc. Midwifery*, 1736.
69. DUBOIS (A.), *De la rétroflexion dans ses rapports avec l'arrêt de*

l'involution de l'utérus après l'accouchement. Thèse de Paris, 1881.

70. DUBOIS (PAUL) et PAJOT, Art. : Accouchements, p. 450, *Dictionnaire de médecine et de chirurgie pratiques.*

71. DUBRISAY et JEANNIN, *Précis d'accouchement*, 1905.

72. DUFOT, *Sur l'art des accouchemens* (de Soissons), 1775.

73. DUGUÈS, *Manuel d'obstétrique*, 1836.

74. DUNCAN, *Researches in Obstetrics*, 1874, Edimbourgh.
— *Clinical lect. in diseases of women.*

75. DUPUY, *Progrès médical*, 1873.

76. DUPUY, *Étude sur la perforation des parois utérines par l'hystéromètre*. Thèse de Paris, 1874.

77. DUVAL, la Régénération des cornes utérines après la parturition. *Société de biologie*, 1890.

78. DUVAL (EUGÈNE), *Remarques cliniques sur 22 cas de régression incomplète de l'utérus, traités par les injections d'eau chaude prolongées.* Thèse de Paris, 1888.

79. EASTMAN, Uterine Sub-Invol. and areolar hyperplasia. *J. Ann. M. An.*, Chicago, 1887, t. IX, pp. 357-61.

80. ECCLES (F.-R.), *Canada M. et S.-J.* Montréal, 1887 à 88, t. XVI, pp. 203 à 213.

81. EMMET, *la Pratique des maladies des femmes*, trad. franç., 1887, p. 476.

82. EXTON, *System of Midwifery*, 1751.

83. FAUQUEZ, *De la métrite chronique dans ses rapports avec l'arrêt d'involution de l'utérus après l'accouchement et l'avortement.* Thèse de Paris, 1879.

84. FOURNIER, *l'Accouchemen méthodique qui enseigne la manière d'opérer pour tous les accouchemens*, etc., 1676.

85. FREY, *Traité d'histologie et d'histochimie*, traduit par SPILLMANN.

86. GANZINOTTY, *Étude de l'involution utérine dans les premiers jours de couches normales, application de la méthode graphique, recherches cliniques sur les rapports qui existent entre la fièvre et l'arrêt de l'involution.* Thèse, Nancy, 1882.

87. GARDIEN, *Traité complet d'accouchements*, 1816, t. X, p. 3.
— *Traité d'accouchements des maladies des femmes, de l'éducation médicinale des enfants et des maladies propres à cet âge*, 1807.

88. GARIPUY, Du retrait de l'utérus après l'accouchement. *Revue médicale de Toulouse*, 1875, t. IX, pp. 228, 266, 301 ; 1876, t. III.

89. GIFFARD, *Cases in Midwifery*, 1734.

90. Giglio (G.), *L'Involuzione dell'utero e il precoce abbandono del letto del puerperio osservazioni cliniche sulle donne povere assistite nella condotta medica di Palermo, arte ostetr.* Milano, 1901, t. XV, pp. 152-155 ; 129-136.

91. Gilles de La Tourette, *Art des accouchemens.* Angers, 1787.

92. Grandall, Some additional causes of sub-invol. *Tran. M. Soc. Penn.* Philadelphie, 1886, t. XVIII, pp. 206-210.

93. Guépin, *Sur l'hygiène des femmes en couches.* Thèse de Paris, 1805.

94. Guérin (Jules), Discussion sur la fièvre puerpérale à l'Académie de médecine. *Gaz. méd. de Paris,* 1858, p. 349 et *passim.*

95. Guillemeau, *De la grossesse et des accouchemens des femmes,* 1621.

96. Guyon, *Étude sur les cavités de l'utérus à l'état de vacuité.* Thèse de Paris, 1858.

97. Hansen, Ueber die puerperale Werkleinerburg der Uterus. *Zeitsch. f. Geb. und Gyn.,* 1886, t. XIII, p. 16.

98. Haller, *Éléments de physiologie,* t. VIII, p. 545.

99. Hast, Contribution to the anatomy of the post-partum uterus with special reference sur placenta prævia. *Edinburgh Med. Journ.,* 1887 à 88, t. XXXIII, pp. 9-12.

100. Hecker et Buhl, *Klinik der Geburskunde,* 1861, p. 65.
— — — 1861-1864, p. 86 à 98.

101. Hélie et Chennentais, *Recherches sur les dispositions des fibres musculaires de l'utérus,* 1864.

102. Hélin, Histol. on the musc fibre and connective tissus of the uterus during the pregnancy and the puerperum. *Transact. of the Roy. Soc.* Edimbourg, 1890.

103. Hervieux, *Traité clinique et pratique des maladies puerpérales, suites de couches,* 1870.

104. Heschl, Ueber das Verhalten des menschilden Uterus nach der Geburst. *Wiener Zeitschrift,* 1852, t. VIII, p. 9.

105. Holl, *Traité d'accouchement.*

106. Jacquemier, *Manuel des accouchements et des maladies des femmes grosses et accouchées,* 1846, p. 588.

107. Jacquet, *Annales de gynécologie,* 1874.

108. Jenks, Etat de l'utérus 5 semaines après l'accouchement. *Arch. de tocologie,* 1876, p. 175.

109. Johnson, *American J. of obstetrics,* 1883, p. 1064.

110. Joulin, *Traité complet d'accouchement,* 1867, p. 604.

111. King (J.-E.), Post-partum, sub-involution. *Ann. Méd.,* Philadelphie, 1903, t. V, p. 497.

112. KOLBE (ROBERTO S.), *Estudio anatomo-clinico de la involucion de los organos de la gestacion en parto y puerperio normales.*

113. KOLLIKER, *Éléments d'histologie humaine.*

114. KÜSTNER, *Zeitsch. für Geburtsch. und Gyn.*, t. XVII, n° 23. Anal. de *l'Abeille médicale*, 17 décembre 1898.

115. LABADIE-LAGRAVE et LEGUEU, *Traité médico-chirurgical de gynécologie*, 1904.

116. LABUSQUIÈRE, De l'exploration externe en obstétrique, son importance dans la prophylaxie de la fièvre puerpérale. *Ann. de gynéc. et d'obstr.*, octobre 1895, p. 296.

117. LA CHAPELLE (Mme), *Pratique des accouchements*, 1821.

118. LA MOTTE (de), *Traité complet des accouchemens, etc.*, 1721-1765.

119. LE BOUFIER DU COUDRAY, *Abrégé de l'art des accouchemens.*

120. LEGENDRE, *De la chute de l'utérus*. Thèse de concours, 1860.

121. LEVRET, *L'art des accouchemens démontré par des principes de physique et de mécanique*, 1766.

122. LONGET, *Traité de physiologie*, 1869.

123. LOTT, *Verhalten des Cervix uteri während des Wochenbetts*, 1827, p. 105.

124. LUSK, *The Science and Art of Midwifery*. New-York, 1881, trad. de DOLERIS. Paris, G. Steinheil, édit.

125. MANNINGHAM, *Artis obstetri compendium*, etc., 1746.

126. MARTIN, *Die Neigungen und Bengungen der Gebärmutter*, etc., 1870, p. 47.

127. MARTIN (AUGUSTE), *Maladies des femmes.*

128. MATTEI, *Clinique obstétricale*, 1862 à 1871.

129. MAUBRAY, *Midwifery brought to perfect by manual operat.*, etc., 1725.

130. MAURICEAU, *Traité des maladies des femmes grosses et celles qui sont accouchées*, 6e édition, 1721. Observation sur la grossesse.

131. MAYGRIER, *Nouvelles méthodes pour la manœuvre des accouchements*, 1802.

MAYGRIER, *Science et art des accouchements*, 1814.

132. MAYGRIER et HALMAGRAND, *Nouvelles démonstrations d'accouchements*, 1840.

133. MAYOR, Étude histologique sur l'involution utérine. *Archives de physiologie*, 1886, t. X, pp. 560-578, 3e s.

134. MÉOLA, *L'Involuzione de l'utero, studiata dell' aspetto istologico.*

135. MESNARD (JACQUES), *le Guide des accouchemens ou le Maître dans l'art d'accoucher les femmes et de les soulager dans les maladies et accidens dont elles sont très souvent attaquées*, 1753, 2e édit., in-8°.

136. MILLOT, *Supplément à tous les traités des accouchements*, 1804.

137. MILSOM, *Contributions cliniques à l'étude de l'involution utérine*. Thèse de Lyon, 1881.

138. MISSA, *Sur les suites de couches*. Thèse de Paris, 1821.

139. MOREAU, *Traité pratique d'accouchements*, 1841.

140. MOSQUET DE LA MOTTE, *Traité complet des accouchemens naturels non naturels et contre nature, expliqués dans grand nombre d'observations et réflexions sur l'art d'accoucher*, 1726, in-4°; 2ᵉ édit., 1765.

141. NÆGELE, *Traité pratique des accouchements*, trad. de M. AUBANAS 1869. *Manuel d'accouchement*, trad. par SCHLESINGER, annoté par JACQUEMIER, Paris, 1858, p. 203.

142. NÉGRIER, *Recherches et considérations sur la constitution et les fonc tions du col de l'utérus*, 1840.

143. NONAT, *Traité des maladies de l'utérus*, p. 199.

144. NOVAS, *Elementos del arte de Partear*. Madrid, 1799.

145. OSIANDER, *Manuel pour les sages-femmes*, 1796.

146. OULDE, *A treatrise of Midwifery*, 1742.

147. PAJOT et DUBOIS. Art : Acc. *Dict. de Méd. et de Chir. pratiques*, p. 450.

148. PARÉ (AMBROISE), *Dix Livres de chirurgie*, 1573.

149. PETIT (A.), *Maladies des femmes et des enfants nouveau-nés*, 1800.

150. PEU, *la Pratique des accouchemens*, 1694.

151. PESTALOZZA, *Gynecologia*, Firenze, 1904, p. 129 à 132.

152. PFANNKUCH, *Arch. für Gynäkologie*, 1872.

153. PINARD, *Traité du palper abdominal*. Paris, G. Steinheil, 1889.

154. PLACET, *Étude historique sur les traités d'accouchements* de VIARDEL et PORTAL et MOUSQUET DE LA MOTTE. Thèse, 1891.

155. PLAYFAIR, *Art des accouchements*, trad. de VERNEUIL, 1879.

156. PLENCK, *Element art. obstet.*, 1753.

157. POIRIER, *Traité d'anatomie*, t. V, fasc. 1.

158. PORTAL, *la Pratique des accouchemens*, 1782.

159. POULAT, *Étude critique et bibliographique sur quelques-uns des traitements de la sub-involution utérine*. Thèse, Paris, 1891.

160. POZZI, *Traité de gynécologie*.

161. PUZOS, *Traité des accouchemens*, 1759.
— *Traité sur la grossesse et ses suites*, publié par MORIZOT-DESLANDES, 1759, in-4°.

162. REGNAULT (FÉLIX), Quand doit se lever l'accouchée ? *Correspondant médical*, 30 septembre 1898, p. 12.

163. RIBEMONT-DESSAIGNE et LEPAGE, *Précis d'obstétrique*, p. 542.

164. RICHARDSON, Measurements of the uterus cavity in Childbed. *Trans. of the American Gynec. Society*, 1882, t. VII, p. 331.

165. RIEFFEL, *Traité d'anatomie*, de CHARPY, t. V, fasc. 1.

166. ROBIN, *Leçons*, 1874, publiées par GAUTIER, dans le *Journal de l'École de Médecine.*

— Art. : Musculaire du *Dict. encycl. des Sciences méd.*, t. X, p. 14

— Mémoires sur la modification de la muqueuse utérine pendant l'état de grossesse. *Mémoires de l'Académie de médecine*, t. XV, p. 136.

167. RŒDERER, *Elément art obst.*, 1780.

168. SAENGER, *Die Ruckbildung der Muscularis des Puerperalem Uterus*, 1887. *Centralblatt f. Gynäkologie*, 1888, p. 192.

169. SAINT-GERMAIN, *Escholes des sages-femmes*, 1650.

170. SAXTORPH, *Eléments de l'art d'accouchemens à l'usage des sages-femmes*, 1783.

171. SCANZONI, *De la métrite chronique*, trad. de SIFFERMANN, 1856.

172. SCHAWB, *Société Obs. de France*, avril 1901.

— *Presse médicale*, 6 avril 1898.

173. SCHNEIDER, *Monatschr. für Geburts. und Frauenk.*, 1868, t. XXXI.

174. SCHRŒDER (CARL), trad. CHARPENTIER, *Manuel d'accouchements comprenant Pathologie de la grossesse et des suites de couches*, 1875, p. 207.

175. SERDUKOFF, *The Edinburgh Medical Journal*, mai 1875, p. 695. Analyse dans la *Revue des Sciences Médicales*, 1875, t. VI, 2e fascicule. *The Transaction of the Edinb. Obst. Society*, vol. IV (sessions 1874 à 1877), publié en 1878, p. 58.

176. SILVIE, *Contribution à l'étude de la régression utérine.* Thèse de Paris, 1898.

177. SIMPSON (ALEXANDER-ROUSSEL), *Edinburgh Med. Journ.*, 1874, 1883.

— *Guy's Hospitals Reports*, vol. II, 1884.

178. SIMPSON (J.-Y.), Morbid deficiency and morbid excess in the involution of the uterus after delivery. *Month. J. M. Sc. Lond.*, 1852, t. XV, pp. 127-138.

— *Clinique obstétricale*, trad. de M. CHANTREUIL.

179. SIMS, *Princip. and prat. of Midw.*, 1781.

180. SINCLAIR, *Puerperal Involution.* Boston, 1880.

— *American gynecological Transactions of Boston*, 1880.

181. SINETY (DE), *Manuel pratique de gynécologie et des maladies des femmes*, 1879.

— Étude histologique sur la cavité utérine après l'accouchement. *Arch. de Phys.*, 1876, t. III.

182. SIREDEY, *les Maladies puerpérales*, 1884, p. 57.

183. SIREDEY et DANLOS, *Dict.* de JACCOUD, t. XXXVII. Art. : Utérus.

184. SMELLIE, *Observations sur les accouchemens. Traité de la théorie et pratique des accouchemens*, trad. de l'anglais par PREVILLÉ, 1765, 4 vol. in-8°.

185. SNOW-BECK, *Anat. Path. London*; *Obst. Trans.*, 1851, 13.

186. SOLAYRES, *Élément art obst.*, 1765.

187. SPIEGELBERT, *Traité d'accouchement*, 1879.

188. STEIN, *l'Art d'accoucher*, 1770, trad. par BRIOT, 1804.

189. STOLZ, *Considérations sur quelques points relatifs à l'art des accouchements.* Thèse de Strasbourg, 1826.
— *Dictionnaire de médecine et chirurgie pratiques.* Art. : Couches, t. IX, p. 672.

190. SUÉ, *Essais historiques, littéraires et critiques sur l'art des accouchemens.* Paris, 1779.

191. TARNIER-CHANTREUIL et BUDIN, *Traité de l'art des accouchements.* Paris, G. Steinheil, 1888, t. I.

192. TAYLOR, *Researche into the early history of mankind and the develop. of civilisation*, 1865, p. 288.

193. TESTUT, *Traité d'anatomie humaine*, t. IV, 2e fasc., p. 846.

194. TOURDES, *Dictionnaire des Sciences médicales*, Art. : Accouchement.

195. TRÉLAT, *Clinique chirurgicale*, t. II, p. 621.

196. TROY, *Sur l'hygiène des femmes en couches.* Thèse, Strasbourg, 1831.

197. VELPEAU, *Traité complet de l'art des accouchements*, 1835.

198. VERRIER-LITARDIÈRE, *Études sur les avantages matériels de l'allaitement maternel.* Thèse de Paris, 1873.

199. VIARDEL, *Observations sur la pratique des accouchemens naturels contre nature et monstrueux*, 1748.

200. WERTHEIMER, *Dictionnaire* de DECHAMBRE. Art. : Utérus, Anatomie.

201. WIELAND, *Étude sur l'évolution de l'utérus pendant la grossesse et sur le retour de cet organe à l'état normal après l'accouchement.* Thèse de Paris, 1858.

202. ZOEMORGAL, Déviation latérale avec élévation de l'utérus après l'accouchement. *Wiener med. Blätter*, 1896, p. 33.

Super-Involution.

1. Barnes, *Diseases of Women*. London, 1878, p. 470, 2e édit.
2. Chiari, Braun, Spaetti, *Klinik der Geburtshülfe und Gynækologie* Erlangen, 1855.
3. Chiarleoni, Superinvoluzione Uterina. *Gazetta degli Ospitali*, anno 1, n° 23.
4. Courty, *Traité des maladies de l'utérus et annexes*, 1881, 3e édit.
5. Jaquet, Ueber atrophia Uteri. *Beiträge zur Geburtshülfe*, Bd. II, S. 3, Berlin, 1873.
6. Fourcauld (V. de), Études sur les troubles nerveux centr. consécutifs. *Annales de gynécologie*, 1883, t XII et XIII.
7. Freund (A.-D.), *Monatschrift für Geburtskunde*, 1868, vol. XXXII.
8. Frommel, Ueber puerperale atrophie der Uterus. *Zeitschrift für Geburtshülfe und Gynækologie*, Bd. VII, H. II, S. 305.
9. Hart and Barbour, *Manual of Gynecology*. Édinburgh, 1882, p. 246.
10. Hegar, Die castration der Frauen. *Wolkmann's Klinische Vorträge Gynækologie*, Bd. XX, H, S. 324.
11. Kiwisch, *Klin.-Vorträge*, etc., 4 Auff. prag., 1854, Bd. I, S. 112.
12. Klob, *Pathologie Anatomie der weiblichen Sexualorgane*, Wien, 1864, S. 205.
13. Muller, Sanger, *Archiv für Gynækologie*, Bd. XX, H. II, S. 324.
— — — Bd. XX, H. II, S. 306.
14. Scanzoni, *Lehrbuch der Krankheiten der weiblichen Sexualorgane*, 4 Auff., Bd. 1, S. 81.
15. Schroeder, *Handbuch der Krankheiten der weiblichen Geschechlsorgane*. Leipzig, 1879, S. 82.
16. Simpson (Sir J.-Y.), Morbid deficiency and Excess in the Uterus after delivery. *Selected Obstetrical and Gynecological Works*, 1871, p. 595.
— On Superinvolution of the uterus and Amenorrh. *Clinical lectures on diseases of Women*, p. 597.
17. Simpson (Alex.-Russell), Superinvolution of the Uterus. *Edinburgh Medical Journal*, 1883, 2e partie, p. 968.
18. Sinclair (A.-D.), A case of Superinvolution of the Uterus. *Boston Medical and Surgical Journal*, 1877.
—Measurements of Uterine cavity in Childbed. *Transactions American Gynecological Society*, 1879 and 1881.
19. Whitehead, A case of absence of Uterus after repeated pregnancies. *British medical Journal*, oct. 1872, p. 408.

Sub-Involution.

1. Boxall, 1888. *The Lancet*, p. 277, 1888.
2. Cabanis, *De l'emploi des préparations d'hydrastis canadensis en médecine*. Thèse de Paris, 1889.
3. Doléris, *Métrites et fausses Métrites*, 1903, pp. 425, 451.
4. Farre (Arthur), *Encyclopedia of anatomy and physiology uterus*, janvier 1862.
5. Gaillard (Thomas), *Traité clinique des maladies de femmes*, trad. Lutaud. Paris, G. Steinheil, 1879.
6. Hennam et Fowler, 1888, *the Lancet*, p. 277.
7. King (J.-B.), Post partum sub-involution. *Ann. med. Phila.*, 1903, V, 497.
8. Mendez de Léon, *Arch. f. Gyn.*, 1887.
9. Pallin, *Revue des maladies des femmes*, 1886.
10. Poulat, *Étude crit. et bibl. sur quelques-uns des traits de la sub involution utérine*. Thèse de Paris, 1894.
11. Simpson (S.-J.), *Clinique obstétricale*, trad. Chantreuil, 1874.
12. Siredey, *Maladies puerpérales*, 1884, pp. 57 à 60.
13. Snow-Beck, *An. Path. London Obstetrical Transaction*, t. XIII, 1851.
14. West, *Leçons sur les maladies des femmes*, trad. Mauriac, 1870.

TABLE DES MATIÈRES

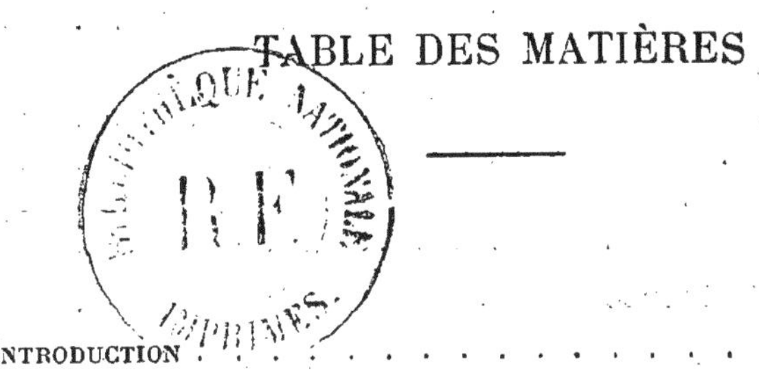

Pages

PREMIÈRE PARTIE

DEUXIÈME PARTIE

INVOLUTION NORMALE

20-6-06. — Tours, imp. E. Arrault et Cie.

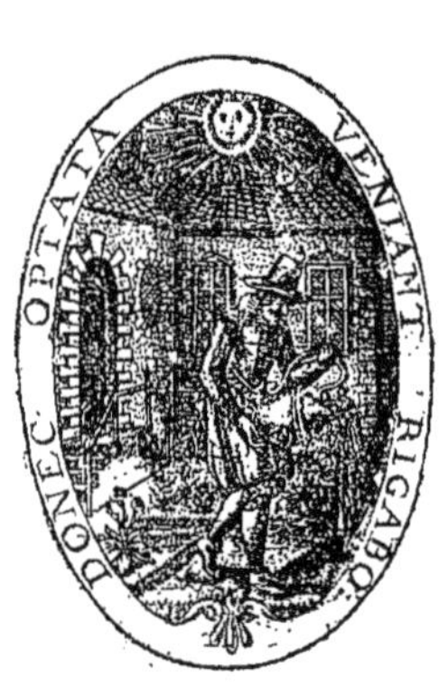

Tours, Impr. E. Arrault et Cie.

www.ingramcontent.com/pod-product-compliance
Ingram Content Group UK Ltd.
Pitfield, Milton Keynes, MK11 3LW, UK
UKHW020326230726
13925UKWH00002B/643

9 782019 241773